ECHT
IST MEIN
PERFEKT

DominoKati
mit Saskia Hirschberg

ECHT IST MEIN PERFEKT

Lipödem: Eine unterschätzte Krankheit und wie ich gelernt habe, meinen Körper zu akzeptieren

Eden
BOOKS

Inhaltsverzeichnis

Vorwort

Dicke Beine? Eine Krankheit namens Lipödem

Oha! Du bringst ganz schön was auf die Waage ...

Da stand sie: Die zwölfjährige digitale Kati aus meiner Wii mit ihrem langen blonden Zopf kratzte sich verlegen am Hinterkopf. Das bunte T-Shirt, das meinem Avatar noch wie angegossen gepasst hatte, bevor ich mein Körpergewicht und meine Größe in diverse Felder eingeben musste, spannte nach den Hochrechnungen des Computers plötzlich am dicken Bauch meines erschrocken blickenden Cyber-Abbildes. Automatisch ertastete ich meine Hüfte. Sah ich etwa auch in echt so aus? Mein Blick flog hinüber zu der Skala rechts auf dem Bildschirm. Untergewicht, normal, Übergewicht, fettleibig. Eigentlich war ich fest davon ausgegangen, dass der Pfeil nach dem Errechnen meines BMI im gelben Normalbereich stehen bleiben würde. Aber dann: dingdingding! Rot!

Wtf?

Hatten die blöden Zicken in der Schule etwa doch recht? War ich fett und hässlich?

Wenn ich mich heute als Erwachsene frage, wieso mich die Darstellung in einer Computeranimation so aus dem Konzept gebracht hat, und mir zum Vergleich alte Fotos ansehe, finde ich, dass meine Figur damals eigentlich noch ziemlich normal war. In meiner Kindheit war ich tendenziell sogar eher schlank gewesen – »keine gute Esserin«, wie Eltern das ausdrücken würden. Dafür gab es einen guten Grund: Ich hatte da dieses Zahnbürsten-Trauma! Oops! Kleiner Unfall. Die Zahnbürste landete in meiner Speiseröhre, tatütata, ab ins Krankenhaus ...

Nur aus Erzählungen meiner Mutter weiß ich, dass ich als Einjährige irgendwann mit der Zahnbürste im Mund hingefallen bin und sich der Bürstenkopf tief in meiner Kehle verhakte – an den Krankenhausbesuch und die ganze Aufregung drumherum habe ich selbst keine Erinnerung mehr. Was ich aber wohl nie in meinem Leben vergessen werde, sind die endoskopischen Untersuchungen, die ich noch Jahre nach dem Vorfall unter Narkose über mich ergehen lassen musste, damit die Ärzte[1] die Narbenbildung kontrollieren konnten. Dieser Teil der Geschichte hatte offensichtlich schon eher Traumapotenzial, denn seither kann ich es nicht mehr leiden, wenn mir jemand an den Mund oder den Hals fasst.

Wahrscheinlich entstand mein zögerliches Essverhalten in meiner Kindheit aus einer Art Schutzmechanismus heraus. Reine Mutmaßung! Allerdings ist es auch nicht weiter relevant, denn mit dem »Größerwerden« überwand ich mein Trauma und aß wieder mehr. Offenbar sogar zu viel, wenn man dieser unverschämten Animation aus meiner Spielekonsole Glauben schenken durfte. Und den Mädchen aus der Schule ... Und den Fotos und Figurenratgebern aus der *BRAVO GiRL!* ... Und irgendwann auch meinen eigenen Gedanken, dem Flüstern in meinem Kopf, das mir den ganzen Tag einredete, ich sei zu dick. Diese fiese innere Stimme nenne ich übrigens Motzi, weil sie immer an mir herummeckerte: *Zieh den Bauch ein! Versteck deine Beine! Iss weniger!* Je älter ich wurde, desto lauter wurde Motzi. Manchmal wusste ich schon gar nicht mehr, ob mir zum Heulen, Schreien oder Kotzen zumute war, wenn ich vorm Spiegel stand und sah, wie jede Hose an meinen Oberschenkeln spannte und sich die Dellen auf meiner Haut kraterartig durch den Stoff drückten. Sommer für Sommer in langer Kleidung schwitzen, bloß

1 Für die Vereinfachung des Leseflusses verwende ich in diesem Buch das generische Maskulinum und habe vom Gendern abgesehen. Fühlt euch trotzdem gern so angesprochen, wie es euch am liebsten ist!

kein nacktes Bein zeigen! Wie wir Frauen unsere Problemzonen kaschieren können, lernen wir ja schon früh. Zeitschriften verraten uns, welches Bikini-Modell breite Hüften schmaler erscheinen lässt, Push-up-BHs schummeln an den Brüsten ein Körbchen dazu, Absätze strecken die Beine.

Schon als Teenager kaufte ich mir wegen Inputs wie diesem die ersten Sättigungspillen und Cellulitecremes im Drogeriemarkt, um gegen meine Problemzonen vorzugehen. In den folgenden Jahren veränderte sich mein Körper, genau genommen meine Beine, jedoch tatsächlich immer auffälliger – egal wie sehr ich dem entgegenarbeitete. Meine Oberschenkel und Waden legten im Vergleich zu meinem restlichen Körper unproportional an Umfang zu. Erfolglos quälte ich mich von einer Diät durch die nächste und noch viel weiter, ohne zu wissen, dass es für all das eine Erklärung gab: Ich leide an einer chronischen Fettverteilungsstörung namens Lipödem. Shake-Kuren, Stoffwechseldiäten, »Schlank im Schlaf« – egal womit ich meinen Pfunden zu Leibe rückte, meine übermäßig dicken Oberschenkel hielten jedem Angriff stand. Meine Psyche allerdings nicht. Jahrelang fühlte ich mich wie eine Dampfwalze, die alles und jeden überrollte, wann immer sie einen Raum betrat.

Als Social Media unser aller Leben mit der Welt der Filter und Fakes bereicherte, wurde alles noch schlimmer. Plötzlich sah jedes Mädchen, jede Influencerin in meinem Feed wie ein Supermodel aus. Bildbearbeitung, das richtige Licht und Posing machen's möglich!

Auch ich wählte meine Bildausschnitte vorteilhaft, schnitt auf Fotos meine Beine ab und filmte nur meinen Oberkörper und mein Gesicht, wenn ich Frisurentutorials und Vlogs für YouTube drehte. Im Netz konnte ich mich mit den richtigen Tricks unter all die anderen perfekten Menschen schummeln. Dabei ging es mir prinzipiell nicht mal annähernd darum, perfekt zu sein. Eigentlich wollte ich nur dazugehören. In der Schule nicht diejenige sein, die gemobbt wurde, in der Modeboutique nicht unterschiedliche Konfektionsgrößen für oben und unten kaufen müssen und auf Instagram die gleichen Aufnahmen posten wie andere Mädchen. Ich wollte einfach so sein wie alle.

Sobald ich die Online-Welt verließ, konnte ich meinen Körper jedoch nicht mehr digital zurechtmogeln, sondern musste im echten Leben mit meinen unperfekten Maßen aufmarschieren – dementsprechend begann mit größer werdendem Erfolg in der Influencer-Szene ein Lauf über ein Minenfeld. Auf Events war ich unter all den schönen und sexy gestylten Mädchen immer diejenige mit den dicksten Beinen. Gefühlt tuschelten alle hinter meinem Rücken: Was will die denn hier?

Dass das Ganze an einer Krankheit liegen könnte, daran hätte ich im Traum nicht gedacht. Ich wünschte mir oft eine »Leidensgenossin« an meine Seite. Jemanden, der mich und meine Gedanken verstand und sagte: Du bist nicht allein!

Wer mich auf Social Media begleitet, weiß, dass ich seit meiner Diagnose 2019 offen mit meiner Erkrankung umgehe, um für Aufklärung zu sorgen. Mit diesem Buch möchte ich auch die Betroffenen außerhalb meiner Community erreichen und zu einer früheren Diagnosestellung beitragen, indem ich sage: Schau mal, es gibt da eine Krankheit, die nennt sich Lipödem, und bevor du dich jetzt angegriffen oder verunsichert fühlst, hör mir kurz zu, denn ich habe sie auch! Ebenso wie etwa fünf bis sieben Prozent der weiblichen Bevölkerung in Deutschland. Die Krankheit belastet nicht nur unsere Psyche, sondern auch unseren Körper. Spannungs- und Schweregefühle in den Beinen, Schmerzen beim Gehen, Wassereinlagerungen, unerklärliche blaue Flecke und Schmerzen bei der kleinsten Berührung sind nur einige der Begleiterscheinungen eines Lipödems. Wenn die Krankheit nicht behandelt wird, werden die Symptome immer schlimmer und können im Extremfall zu

Gelenkschäden und Fehlstellungen der Beine führen. Genau darum ist eine frühzeitige Diagnose für unsere Gesundheit so wichtig.

Die gute Nachricht: Wissen wir erst mal, was mit uns los ist, können wir auch etwas dagegen tun! Auf den nächsten Seiten möchte ich daher nicht nur über Krankheitszeichen und meinen Krankheitsverlauf sprechen, sondern auch das Thema Ernährung beleuchten. In dem Zusammenhang bringt sich freundlicherweise Frau Dr. Birgit Buxmeyer, behandelnde Lipödem-Ärztin an der Rosenpark Klinik in Darmstadt, ein. Sie teilt auf den nächsten Seiten wertvolle Tipps mit uns, welche Nahrungsmittel das Lipödem wortwörtlich füttern und worauf wir beim Essen achten sollten, damit wir mit einer potenziellen Ernährungsumstellung auch wirklich etwas erreichen. Darüber hinaus informiert die erfahrene Medizinerin rund um das Thema Sport bei der Diagnose Lipödem und klärt über mögliche medizinische Behandlungsmaßnahmen auf, um bei Betroffenen bestmögliche körperliche Flexibilität, Schmerzreduzierung und unter Umständen eine optische Verschlankung zu erreichen.

Da jeder Körper individuell ist und ich so breit wie möglich aufklären möchte, teilen in diesem Buch auch andere betroffene Frauen ihre Erfahrungen. Sie sprechen über ihre Beschwerden, ihren Diagnose- und Behandlungsweg, über Selbstzweifel und Ängste.

Denn eins ist klar: Eine chronische Krankheit diagnostiziert zu bekommen, macht Angst, und man muss erst mal lernen, dieses lebenslange Urteil zu akzeptieren. Über Ernährungsumstellung, Sport sowie konservative und/oder operative Therapiemöglichkeiten einen Umgang mit der Krankheit zu finden, ist nicht nur für unsere körperliche Gesundheit wichtig, sondern auch für unser psychisches Wohlbefinden. Wenn wir im Lauf unseres Lebens lernen, uns so zu lieben, wie wir sind, dann ist das wunderbar! Wenn wir aber niemals dieses ambitioniert hohe Level der Selbstliebe erreichen, dann ist das auch in Ordnung. Zufriedenheit klingt doch auch gut, oder? Annahme? Akzeptanz? Ich spreche mich klar für realistische Selbstliebe aus. Wir müssen uns nicht den ganzen Tag einreden, dass wir uns feiern für unsere Macken (und Dellen ...). Sicher werden wir nicht alle unsere individuellen Markenzeichen als einen neuen Schönheitstrend etablieren wie einst Kim Kardashian ihren Hintern. Aber das ist auch gar nicht nötig. Wir brauchen nämlich gar keine Schönheitsideale. Wir sollten sowieso damit aufhören, immer irgendeinem Ideal entsprechen zu wollen, und stattdessen unsere Gesundheit in den Fokus rücken. Früher hungerten sich alle runter, um bei Schönheitstrends wie dem Thigh Gap mitzumachen und den ganz dünnen Models gleichzusehen, einige Jahre später trainierten sich sämtliche Girls einen Booty an. In jeder Generation ist etwas anderes angesagt. Wann sind eigentlich mal wir selbst angesagt?

Die 2020er stehen für Diversity, für Toleranz und Gleichberechtigung. Schönheit bekommen wir auf den Laufstegen und den Bildschirmen mittlerweile in all Shapes and Sizes präsentiert. Denn es ist doch so: Am schönsten sind wir, wenn wir uns so annehmen und mögen, wie wir sind, und diese Zufriedenheit auch ausstrahlen. Doch wann kommt das endlich auch in unseren Köpfen an? In meinem und in deinem?

Frau Dr. Buxmeyer

»Ein Lipödem ist eine lebenslange Erkrankung, dennoch kann man eine ganze Menge für den Körper tun, um diese Veranlagung gut in den Griff zu bekommen. Mit der richtigen Lebensweise, bestehend aus gesunder, ausgewogener Ernährung und Sport, lässt sich das Gewicht gut managen. Wir Ärzte können den Patientinnen beispielsweise mittels einer Fettabsaugung Erleichterung von den Beschwerden bringen, für optische Verschlankung sorgen und eine durch die Krankheit eingeschränkte Beweglichkeit wiederherstellen. Wichtig ist jedoch auch, dass jede Frau darüber hinaus dauerhaft und diszipliniert etwas für sich selbst tut, um potenzielle medizinisch erzielte Ergebnisse so lang wie möglich zu halten und einer Verschlechterung der Symptomatik entgegenzuwirken.«

Dr. Birgit Buxmeyer, Lipödem-Spezialistin in der Rosenpark Klinik Darmstadt

WHO THE HELL IS MOTZI?

Und wieso will sie ständig,
dass ich meinen Bauch einziehe?

2008

»Erde an Kati! Wieso glotzt'n du so?«, fragte mich die Oberzicke aus unserer Klasse so laut, dass es alle hören konnten. Das schallende Gelächter meiner Mitschüler riss mich aus meinen Gedanken. Ich hatte gar nicht gemerkt, dass ich ihr zwei Minuten lang Löcher in den Rücken gestarrt hatte – oder besser gesagt in den Hintern und die Oberschenkel, während sie an der Tafel die Matheaufgabe löste. OB, wie ich die Oberbitch heimlich nannte, war eines dieser frühreifen Mädchen. Wiederholerin der sechsten Klasse, zwei Köpfe größer als ich, superschlank und rotzfrech.

»Ich hab dich was gefragt, Engelchen!«, blaffte sie, während sie zu ihrem Platz zurückging und im Vorbeilaufen mit ihrem Zeigefinger mein Heft vom Tisch fegte. Dabei grinste sie giftig und rutschte dann im Zeitlupentempo in die Bank hinter mir. Ich konnte sie aus dem Augenwinkel sehen, während ich mich hinunterbeugte, um mein Heft aufzuheben.

»Pass auf, dass du nicht vom Stuhl plumpst!«, zischte sie mir noch in den Nacken, und ich spürte regelrecht, wie ich reflexartig den Kopf einzog und mein Körper starr wie Stein wurde. Sogar ihre Blicke auf meinem Hinterkopf fühlten sich wie Giftpfeile an. Ständig kicherten sie und ihre Banknachbarin vor sich hin. Das Getuschel lenkte mich vom Unterricht ab, denn ich wusste, dass die beiden garantiert über mich lästerten. Oh, wie ich es hasste, dass OB genau hinter mir saß und vollen Ausblick auf meine Rückseite hatte! Jeden Tag. Sechs Stunden lang. Ich selbst war alles andere als ein großer Fan dieser Ansicht. Na ja, sagen wir es mal so: Ich konnte meinen Po und meine Oberschenkel eigentlich aus keiner Perspektive leiden. Aber im Sitzen fand ich meine Schenkel besonders unvorteilhaft. Wie sie da auf dem Stuhl lagen, breit und platt gedrückt auf der Sitzfläche ... (Hätte bloß mal jemand meinem vorpubertären Ich erklärt, dass das ganz normal ist ...) Mein bereits überaus kritisches Selbst interpretierte damals ganz schön was hinein in dieses Gekicher. Waren meine Beine kräftiger geworden vom Reiten? Bekam ich etwa langsam Reiterhosen an den Außenseiten? Bestimmt analysierte OB gerade ganz genau, wie weit meine Schenkel rechts und links über die Sitzfläche meines Stuhles hinausragten und wie sehr meine Jeans über ihnen spannte. Verhohlen blickte ich an mir hinab. Sah mein Bauch wenigstens dünn aus in dieser Sitzposition? Schnell zog ich ihn noch etwas fester ein – nicht nur der OB wegen. Das war schon zu einer Art Automatismus geworden. Mich ständig daran zu erinnern, wie ich aussah. Mich ständig zu vergleichen. Da war diese Stimme in mir, die den ganzen Tag auf mich einredete: *Streck dich! Bauch rein! Nimm lieber die Hose, die etwas lockerer sitzt!*

Ich weiß nicht mal mehr, wann das mit dem kritischen Blick mir gegenüber überhaupt anfing. Wann war ich so besessen von meiner Figur geworden? Jedenfalls motzte diese innere Stimme jetzt ständig an mir herum und redete mir Komplexe ein, die ich bis dahin gar nicht gekannt hatte. Wenn ich mich im Spiegel sah, fand Motzi, dass meine Hosen zu eng saßen, mein Po zu groß war und so weiter. Nur an meiner Taille hatte sie nichts zu meckern, denn die war ganz offensichtlich lang und schlank. Wenn ich dann noch Mädchen wie OB sah, mit ihren superdünnen, langen Beinen, kam ich mir einfach nur wuchtig vor.

Überhaupt waren wir Mädchen in dieser Jahrgangsstufe alle so unterschiedlich. Einige schon total vorpubertär, mit Pickeln,

Schminke und Brüsten, die sich unter den T-Shirts und Pullovern wölbten. Andere wiederum noch eher unreif und kindlich, so wie ich. Ich trug weder Mascara noch einen BH und war keines dieser vorlauten Girls aus OBs Clique. Keine Ahnung, was bei diesen Mädchen nicht ganz rundlief oder warum alle Problemfälle ausgerechnet in meiner Klasse gelandet waren, aber das war in der Unterstufe nun mal meine Realität, und ich konnte nicht viel dagegen tun. OB und ihre Mitläufer waren in der Überzahl.

Wie wehrt man sich gegen Menschen, die nicht über die Gefühle anderer nachdenken? Da läuft doch jedes Wort gegen die Wand. Diese Mädchen setzten sich über alle Regeln hinweg, und es interessierte sie auch nicht, wenn meine Mutter mit ihren Müttern über ihr Verhalten sprach. Anweisungen der Lehrer ignorierten sie, und Verwarnungen vom Direx gingen ebenfalls an ihnen vorbei. Und ich? Ich war das brave, regelkonforme Mädchen vom Dorf, mit blondem Pferdeschwanz und Pausbäckchen. Weshalb mich die Bullys in der Klasse offenbar als »Opfer« eingestuft hatten. Dabei hätte ich OB locker mit meiner Beinschere zerquetscht! So wie ich das jedes Mal mit meinem nächstälteren Bruder machte, wenn wir zum Spaß rauften. Wenigstens dafür waren meine Schenkel zu gebrauchen, denn vom Reiten hatte ich sogar auch echte Beinmuskulatur – nicht nur diese dämlichen Reiterhosen. Aber sorry, ich sah mich einfach nicht kloppend mit einem anderen Mädchen auf dem Boden liegen. Gewalt ist nie meine Antwort. Meine Art, mit den Bullys umzugehen, war, sie bestmöglich zu ignorieren und zu hoffen, dass sie irgendwann die Lust an mir verlieren würden. Ich gab mir also alle Mühe, ja nicht aufzufallen. Genau wie meine Banknachbarin Sofie. Sie war einer der wenigen Freunde, die ich in meiner Jahrgangsstufe hatte. Eher vom ruhigen Schlag, aber dafür nicht so verbrannt in der Birne wie die meisten anderen.

»Hör nicht auf die blöde Kuh!«, schrieb Sofie jetzt auf eine freie Seite in ihrem Hausaufgabenheft und schob mir die Nachricht zu.

Ich schenkte ihr ein dankbares Lächeln und kritzelte eine Antwort auf den Zettel: »Bibliothek in der Pause?«

Heute war die neue Ausgabe der *BRAVO GiRL!* rausgekommen, und wer diese erwischen wollte, musste noch vor allen anderen in der Schulbibliothek sein. Bei der Bibliothekarin auf dem Auslagentisch gab es nämlich immer nur jeweils genau ein Exemplar der *BRAVO*, der *BRAVO GiRL!*, der *POPCORN* und der *hey!*. Das bedeutete: keine Zeit für Pipipause und auch keine Zeit für ein Pausenbrot – was mir sowieso ganz recht war. Denn ich hasste es, vor anderen zu essen. Meistens biss ich nur geschwind von meinem Brot ab und ließ dann die Box wieder in der Büchertasche verschwinden. Nicht dass noch jemand auf den Gedanken kam, mein Hintern wäre so dick, weil ich nur am Futtern wäre!

Mit dem Gongschlag waren Sofie und ich zur Tür raus. Die Unterstufe hatte ihren eigenen Pausenhof, auf dem wir sonst immer ziellos unsere Schlaufen liefen, damit wir nicht zur leichten Beute für die Mobber-Clique wurden. Heute steuerten wir jedoch ein anderes Ziel an und sicherten uns eins der begehrten Lesesofas in der Bibliothek – und yes, baby, auch die brandaktuelle *BRAVO GiRL!*.

»Models immer dünner!«, sprang mir sofort eine fett gedruckte Headline vom Cover ins Gesicht. In Großbuchstaben stand da auf dem Titelblatt: »Magerwahn! Hungern sie sich krank?«

Neugierig steckten meine Freundin und ich die Köpfe über der Zeitschrift zusammen. Mein Blick scannte die beiden Mädchen, die in bauchfreien Tops und Hotpants das Cover zierten. Wieso konnte ich nicht so aussehen? Da war sie wieder, meine innere Stimme, die alte Nörglerin, die mich ständig daran erinnerte, dass ich keines dieser Barbie Girls war, sondern das Mädchen aus dem Stall, das mit anpackte, sich mit ihren großen Brüdern raufte und zusammen mit ihren Eltern im Odenwald klettern ging und Lagerfeuer machte. Das Girlyhafteste an mir waren meine langen blonden Haare und die drei Millionen Vanessa-Hudgens-Poster, die in meinem Zimmer die Wände zierten. Die Schauspielerin aus *High School Musical* war so übertrieben schön! Hätte ich mir mein Aussehen aussuchen können, dann hätte ich, ohne zu zögern, sofort mit ihr getauscht. Mädchen wie sie verdrehen den coolsten Jungs die Köpfe und sind bei allen beliebt. Mädchen wie sie gehören dazu. Und genau das wollte ich auch – dazugehören, in der Masse untergehen, so sein wie alle. Was war nur falsch an mir, dass ich mich seit dem Wechsel in die Unterstufe nicht richtig in die Klassengemeinschaft einfinden konnte? In der Grundschule in meinem Ort war alles so nett und ausgeglichen gewesen, jeder spielte mit jedem, keiner blieb außen vor. Aber seit ich auf die Gesamtschule ging, fühlte ich mich ausgegrenzt und wurde von OB und ihrer Clique gemobbt. Dass deren Schikane nichts mit mir persönlich, sondern mit hormongesteuertem, dämlichem Teenagerverhalten zu tun hatte, konnte mein zwölfjähriger Verstand nicht begreifen. Ebenso wenig durchschaute mein unreifes Wesen, wie viel Brainwashing unsere kindlichen Gehirne durch *BRAVO* und Co. erfuhren. Mit Fotostrecken wie »Zur Bikinifigur in 10 Tagen« oder Ratgeberspalten wie »So wirkt deine Haarfarbe auf andere – mit welcher Tönung du deine Ausstrahlung verbessern kannst!« werden wir geplant auf die Fehlersuche an uns selbst geschickt. Marketingsprache lässt Gedanken in uns aufkeimen wie: Kann ich meine Figur, so wie sie ist, überhaupt im Schwimmbad zeigen? Stimmt etwas an meiner Haarfarbe nicht? Vermeintlich wollen diese Zeitschriften bei der »Problembehandlung« helfen und dabei alle ansprechen: die Dünnen, die – oh je! – dem Magerwahn verfallen sind. Die Kräftigen, die doch bitte mal das vorgeschlagene Blitz-Work-out in ihre Alltagsroutine aufnehmen sollen. Alle Menschen, die Haare haben und sich unbedingt eine Tönung zulegen müssen, um ihre Ausstrahlung zu verbessern. Und gleich daneben steht dann noch, welcher kalorienarme Shake unsere Diät optimal unterstützt, selbstverständlich auf derselben Seite. Influencing oldschool eben! Die Industrie will Geld machen und scheißt dabei drauf, dass dafür das Selbstbewusstsein junger Mädchen der Wirtschaft zum Opfer fällt. Immer das gleiche Spiel. Aber welcher Teenager checkt dieses System schon, vernebelt von Hormonen, zerfressen von Tausenden von Unsicherheiten und bereit, das hart ersparte Taschengeld sofort für alles zu opfern, was einen Weg aus dieser entwicklungsbedingten Misere verspricht? Bei uns in der Klasse damals raffte niemand, was eigentlich abging – inklusive mir.

Daher schmachteten Sofie und ich an jenem Tag auch in der Bib die abgedruckten (und bildbearbeiteten) Schönen und Berühmten an und saugten sämtliche Ernährungstipps und Beautytrends von den Seiten auf, als plötzlich eine Stimme hinter uns erklang: »Ja, mach dir mal 'ne Tönung drauf! Dann wäschst du wenigstens mal wieder deine Haare!«, krakeelte sie. Scheiße – hatte OB mich an meinem Rückzugsort also doch noch aufgespürt! Sie klatschte der Reihe nach ihre vier Freundinnen ab, die plötzlich allesamt hinter uns standen und sich über unsere *BRAVO* beugten. Eine von ihnen griff sich die Zeitschrift aus meinem Schoß.

»Uh, da ist ein Poster von Zac Efron drin!«, kreischte sie. Noch während sie sprach, löste sie das A3-Porträt aus der Mitte des Magazins heraus. Dann klemmte sie sich die Zeitschrift unter den Arm, und die fünf Mädchen verzogen sich damit in einer Selbstverständlichkeit, als gehöre ihnen die ganze Welt. Sofie und ich hinderten sie nicht daran. Wie so oft. Stattdessen saßen wir da und warfen uns genervte Blicke zu. OBs bescheuerter Satz schwirrte durch meine Gedanken, und ich fragte meine Freundin: »Ist irgendetwas mit meinen Haaren nicht in Ordnung?«

Ein wenig zerknirscht bestätigte sie mir: »Na ja, das stimmt schon, die sind in letzter Zeit öfter mal ziemlich strähnig.«

Okay, das hörte ich jetzt aber wirklich zum ersten Mal! Immerhin wusch ich meine Haare regelmäßig einmal in der Woche, so wie ich es von klein auf gemacht hatte. Dass das in der Pubertät plötzlich nicht mehr reichte, weil durch den hormonellen Umbruch meine Kopfhaut auf einmal schneller fettete, war mir bisher völlig entgangen, und auch zu Hause hatte mich keiner darauf hingewiesen. Aber wer hätte dafür auch ein Auge gehabt? Meine beiden älteren Brüder interessierten sich für Fußball und Computerspiele und ganz sicher nicht für meine Haare, mit meiner Mutter verbrachte ich eher Quality Time in der Natur als Zeit vorm Spiegel, und mein Vater? Der war komplett verblendet. Denn Papas kleine Prinzessin war ja wohl das tollste Mädchen auf der Welt, und wer etwas anderes behauptete, hatte eine Meise! Vielleicht hätte ich ihn mal den doofen Mädchen aus der Schule auf den Hals hetzen sollen. Oder zumindest Motzi, dieser nervigen Stimme in meinem Kopf, damit er ihr die Klappe stopfte ...

Silvi Carlsson (@silvicarlsson), 29 Jahre, Betroffene:
»Bereits zu Beginn der Pubertät, ungefähr mit zwölf Jahren, nahm ich wahr, dass meine Figur sich von der der anderen Mädchen unterschied. Ich ging auf eine reine Mädchenschule und hatte somit genügend Vergleiche. Im Sportunterricht beim Umziehen fiel mir jedes Mal wieder auf, dass meine Hüften und meine Beine viel üppiger waren. Ich suchte mir dann Identifikationstypen, zum Beispiel in Zeitschriften. Da gab es früher ja immer diese Einstufungen: Apfelpo, Birnenform und so weiter. Mir half es damals tatsächlich total, dass Christina Aguilera auch ›Typ Birne‹ war. Heute denke ich mir: Wie unverschämt ist das

eigentlich, Menschen (Promi oder nicht) ungefragt, unsensibel und rücksichtslos öffentlich zu bewerten?!

Aber ich habe diese Bewertung tatsächlich auch schon von zu Hause mitbekommen. Einige Frauen in meiner Familie leiden vermutlich am Lipödem, ihre Beine sind meinen ähnlich, und daher hieß es schon immer: ›Wir haben halt Stampfer.‹ Das war der Standardsatz in meiner Familie. ›Von uns wird nie eine schöne Beine haben.‹«

Der endlose Kreislauf beginnt

Bikini-Dramen und böse Kohlenhydrate ...

2009

Mein Blick glitt über die Bademode an den schwarz gestrichenen Wänden bei New Yorker. Bikinis, Tankinis, Badeanzüge mit Polstern in den Körbchen, ohne Push-up – die Auswahl war riesig. Nur eben nicht für mich. Meine Augen suchten nach einer langen Hose – länger als Hotpants –, und schließlich griff ich zielstrebig nach der einzigen Kombination, die mit einer Shorts statt einem knappen Höschen daherkam. Gleich daneben hing die Kollektion für Jungs. Ich überlegte eine Sekunde. Nein, die Mädchenvariante musste reichen!

Ich betrachtete den Stoff in meiner Hand. Hawaiiprint! Na ja, machte ich eben einen auf Surfer Girl. Irgendwie musste ich meine Oberschenkel ja kaschieren. Denn ich war heute mit meinen Freunden im Freibad verabredet. Seit ich vor einem Jahr wegen OBs Schikane die Klasse gewechselt hatte, lief es besser an der Schule. In der neuen Klassengemeinschaft fühlte ich mich wohler, und ich hatte sogar Freunde, die ich schon von vorher gekannt hatte. Sicherlich würde ich später einige bekannte Gesichter im Schwimmbad antreffen – darunter auch mein Schwarm Timo! Wenn ich nur daran dachte, dass er volle Sicht auf meine Beine bekommen sollte, wurde mir schon ganz flau im Magen. Die anderen Mädchen würden dort in hübschen, stinknormalen Bikinis antanzen, nur ich brauchte mal wieder eine Extrawurst. Und noch dazu eine so hässliche! Wieso gab es eigentlich keine schöne Bademode für Leute, die sich nicht so leicht bekleidet zeigen wollten? Sehnsüchtig betrachtete ich die anderen Modelle an der Wand und nahm schließlich noch zwei davon mit in die Kabine. Vielleicht sahen sie ja doch nicht so schlimm an mir aus ...

Zuerst zog ich mir mein T-Shirt über den Kopf. Oben anzufangen war immer eine gute Idee! Denn meine Taille war lang und schlank und definitiv meine Lieblingskörperzone. So weit, so gut. Dann war die Hose dran, und meine Stimmung fiel schneller in den Keller als die Jeans zu Boden. Alles, was ich im Spiegel wahrnahm, waren meine käsigen Oberschenkel, die mich derart entblößt an zwei überdimensionale, unförmige Hefeklöße erinnerten, die zu lange in kochendem Wasser aufgequollen waren. Die Marmorierung meiner blassen Haut machte den Anblick nicht gerade attraktiver, und das kalte Licht in der Kabine, das senkrecht von oben auf mich herabschien, verwandelte das (objektiv betrachtet) noch erträgliche Maß an Orangenhaut in eine Kraterlandschaft. In meinen Gedanken notierte ich Cellulitecreme auf meinem Einkaufszettel. *So kannst du nicht im Schwimmbad aufkreuzen!*, ranzte Motzi mich an. Damit war klar: Die normalen Bikinihöschen würden zurück auf die Stange wandern! Oh Mann! Mein Abtörn stand mir ins Gesicht geschrieben. Jegliche Fröhlichkeit, die sonst grundsätzlich in mir steckte, war aus meiner Mimik verschwunden. Ich schaute in zwei traurige grün-blaue Augen. Warum musste ich auch so dicke Beine haben? Mein Blick wanderte tiefer an mir hinab. Neben meinen Kniekehlen taten sich zwei speckige Wölbungen auf. Ich griff sie mit Daumen und Zeigefinger und quetschte sie zusammen. Diesen Part würden nicht mal die Shorts verdecken. Aber was hatte ich bitte für eine Alternative? Ich schlüpfte in die lange Badehose, die wie erwartet noch über meinen Knien endete. Jeder würde also meine Speckknubbel zu sehen bekommen, genauso wie meine kräftigen Waden. Bis hinunter zu den Fesseln hatte ich an jedem Abschnitt meiner Beine etwas auszusetzen. Vielleicht sollte ich mir einfach einen Neoprenanzug überstreifen. Das wäre meine Rettung ...

Natürlich lief ich letzten Endes nicht im Ganzkörpergummioutfit im Freibad ein. Hell no, ich war 14 Jahre alt, das hätte mein pubertäres Selbstbewusstsein noch weniger verkraftet. Und so, wie es aussah, ging es den jugendlichen Gemütern meiner Freundinnen nicht viel anders ... Ich staunte nicht schlecht, als zwei von dreien ebenfalls Badeshorts trugen. Unauffällig warf ich immer wieder einen vergleichenden Blick zu den anderen Mädels. Die Beine meiner einen Freundin ähnelten meinen schon sehr. Hm, vielleicht war mein Körperbau ja doch nicht so abnormal? Wenn ich mir die beiden anderen Mädchen so ansah (eine davon gehörte zu den Glücklichen mit dem trendigen Thigh Gap und musste sich dafür schon ihr Leben lang anhören, dass sie zu dünn sei), fühlte ich mich dann allerdings doch wieder wie eine Dampfwalze, die über die Liegewiese rollte. Bei jedem Schritt hatte ich das Gefühl, meine Schenkel schwabbelten sekundenlang hin und her, nachdem ich den Boden berührt hatte. Da hätte ich doch lieber diese doofen Dehnungsstreifen gehabt, über die sich viele Mädchen oft beschwerten. Verzweifelt versuchte ich, mich hinter meiner Badetasche und dem großen Badehandtuch zu verstecken, das ich unter dem Arm trug und fest an mich presste. Aber weder war die Tasche groß genug, um auch nur den kleinsten Teil meiner Oberschenkel zu überdecken, noch brachte mir das zusammengerollte Handtuch etwas.

»Hey!«, rief uns eine vertraute Jungenstimme von einem der Handtuchlager zu, an denen wir vorbeikamen. Die drei Jungs, die dort lagen, gingen in unsere Klasse und fragten, ob wir uns zu ihnen legen wollten. Es kam mir vor, als starrten alle drei wie gebannt meine Beine an. Wenn mein geringes Selbstbewusstsein in diesem Moment eines nicht wollte, dann war es, mich zu meinen männlichen Mitschülern zu setzen und den ganzen Tag ihren Blicken ausgesetzt zu sein. Dann gab es da aber auch noch einen anderen Teil, die Kumpel-Kati. Und die wollte sich unbedingt der Gruppe anschließen. Denn mit den Jungs war es immer witzig. Zu den meisten von ihnen hatte ich einen guten Draht. Genau wie sie hatte ich immer einen schlagfertigen Spruch parat und konnte bei vielen Themen, die sie interessierten, mitreden, wahrscheinlich weil ich zwei Brüder hatte. Für die Jungs war ich ein Kumpeltyp mit langen blonden Haaren und einem süßen Gesicht, weshalb auch ich ab und zu nach meiner ICQ-Nummer oder Dates gefragt wurde, so wie andere Mädchen eben auch. Von den Jungs in meinem Freundes- und Bekanntenkreis reduzierte mich niemand auf meine Beine, zumindest nie offen. Das tat nur Motzi in meinem Kopf – und doch reichte diese eine Stimme aus, um mich den ganzen Nachmittag im Schwimmbad penibel darauf achten zu lassen, wie ich mich hinsetzte, damit meine Oberschenkel nur ja nie platt auf der Decke lägen und dadurch noch dicker aussähen. Ich langte auch kein einziges Mal in die Tüten mit Chips und Gummibärchen, die überall verstreut lagen. Jeder hatte etwas mitgebracht und zum Reingreifen für alle in der Mitte platziert. Lecker! Ich liebte Chips! Aber ich hasste es, vor anderen zu essen. Wenn ich mir mit meiner Figur einfach so vor allen diese ganzen ungesunden Kalorien reinzog, dachten die sich bestimmt: Kein Wunder, dass Kati so dick ist!

Coladosen, Energydrinks – überall rechts und links von mir zischten kohlensäurehaltige Süßgetränke beim Öffnen der Deckel, während ich mich an meiner Wasserflasche festhielt. *Es ist noch vor achtzehn Uhr,* raunte es in meinem Kopf. Hmmm. *Aber Kohlenhydrate sind zu jeder Zeit böse!,* zischte Motzi fast gleichzeitig. Da war sie – die Erinnerung, dass die anderen so was zwar trinken durften, ich aber nicht. Unter gar keinen Umständen! Mein Ernährungsplan erlaubte das nicht. Zwischen kurzkettigen und langkettigen Kohlenhydraten unterschied ich damals übrigens noch nicht mal. All die »Ernährungsregeln«, an denen ich mich als Jugendliche orientierte, waren aufgeschnappte Halbwahrheiten, die ich irgendwo gehört oder gelesen und nie tiefer recherchiert hatte. Trotzdem berücksichtigte ich sie in meinem Alltag und dachte, irgendetwas würde es mir schon bringen. Und wenn es nur die permanente Erinnerung an den Verzicht war.

»Sagt mal, hat irgendjemand von euch heute Mathe gecheckt?«, fragte meine Freundin Marie. Während die anderen wild durcheinanderquasselten, wie »scheiße« oder im Gegenteil »total easy« die Aufgaben doch gewesen seien, konnte ich nur daran denken, was sich am Vormittag in der Mathestunde abgespielt hatte.

Wir hatten mit Gewichten gerechnet, und unser Lehrer hatte mich zufällig für ein Rechenbeispiel ausgewählt, wahrscheinlich weil ich direkt vor seiner Nase saß.

»Kati, wie viel wiegst du?«, hatte er mich laut vor allen gefragt. Natürlich waren sofort alle Blicke auf mich gerichtet gewesen. Doch statt zu antworten, saß ich einfach nur mit hochrotem Kopf da und stammelte so lang herum, bis er grob schätzte: »Sechzig Kilo oder so?«

Oh Gott! Seh ich etwa so aus? Meine Gedanken überschlugen sich, und Motzi veranstaltete ein Kreischkonzert in meinem Kopf. Bestimmt dachten sich auch meine Klassenkameraden nur: Was? So schwer ist die?!

»Kati? Hallo! Wo bist du denn unterwegs?« Maries Stimme riss mich aus meinen Gedanken. »Ich hab dich gefragt, ob du mit ins Wasser kommst!« Ein Teil der Gruppe war aufgestanden und sah mich erwartungsvoll von oben an.

»Ähm«, überlegte ich laut. Allein die Vorstellung, einen weiteren Spießrutenlauf quer über die Liegewiese unternehmen zu müssen, strengte mich höllisch an. Doch ich wollte auch nicht den ganzen Spaß verpassen. Also stand ich auf und wickelte mir mein Badehandtuch um die Hüfte – doppelter Sichtschutz hält besser, dachte ich mir. Mein Badetuch war zwar nicht viel länger als meine

Bikinishorts, aber zumindest sah man das hässliche Hawaii-Teil jetzt nicht mehr, und ich hätte rein hypothetisch auch eine ganz normale Bikinihose unter meinem Handtuch tragen können. Hätte, hätte ... Uff! All diese Gedanken! Konnte die nicht mal jemand abstellen? Nur für fünf Minuten?

Immerhin lenkte mich die Musik, die uns von sämtlichen Decken, die wir passierten, entgegenschallte, einen Moment lang von meinem inneren Kampf ab. Wenn ich Musik hörte, machte sich mein Körper schon fast selbstständig, und alles in mir drängte mich zum Tanzen. Ich musste mich richtig beherrschen, da mitten auf der Liegewiese nicht die Dance Moves auszupacken, die wir gerade im Tanzverein einstudierten. Denn es wäre wohl eher kontraproduktiv für mein Vorhaben, bloß nicht aufzufallen, wenn ich hier durchlief und dabei den Running Man hinlegte. Mittlerweile würde ich das ohne Probleme bringen, aber 2010 wäre mir das megapeinlich gewesen. Vor allem, weil wir auf dem Weg zum Pool am Liegeplatz meines Schwarmes vorbeikamen. Und damit ging mein innerer Zwiespalt von vorn los: Mein Herz hüpfte bei Timos Anblick fast aus meiner Brust, und mein Kopf suchte das nächste Versteck. Doch Ausweichen war nicht drin! Unser Weg führte schnurstracks an ihm und seiner Clique vorbei. Da wir uns alle aus der Schule kannten, blieb meine Gruppe natürlich auch noch kurz bei seiner stehen. Die Jungs gaben sich einen Handschlag, und manche Jungs und Mädels umarmten sich kurz zur Begrüßung. Jeder schnackte kurz mit jedem, und plötzlich fragte mich Timo tatsächlich: »Hast du Lust auf ein Eis?«

Wie, Eis? *Der verarscht dich doch!*, krakeelte Motzi sofort. *Der will ein Eis essen? Mit dir?! Das kann doch nicht sein!* Mein Blick schien zu verraten, was in meinem Kopf vorging, denn Timo fragte noch mal: »Hast du Lust, mit mir zum Kiosk zu kommen?«

Alle anderen aus der Gruppe hatten mittlerweile gecheckt, dass einer der heißesten Jungs der Schule mich auf ein Eis einladen wollte, nur ich hing dank Motzi in meinem Gedankenkarussell fest und wurde von meinem Hirn mit den absurdesten Theorien bombardiert: *Er sieht dich und denkt an Essen! Eis bedeutet Zucker, bedeutet Fett. Wie sieht das denn aus, wenn Fräulein Dampfwalze auch noch fröhlich ein Eis mit Timo schleckt? Und wieso genau sollte dieser süße Typ denn ausgerechnet an dir interessiert sein?*

Oh, Motzi! Thank you for the drama!

Magdalena, 27 Jahre, Betroffene:
»Ausgebrochen ist mein Lipödem in der Pubertät, vermutlich als ich 2008 mit der Pille anfing. Schon damals, im frühen Jugendalter, kamen mir meine Beine viel zu kräftig vor. 2016 setzte ich die Pille dann für ein Dreivierteljahr ab und löste dann (rückblickend betrachtet), als ich nach der Pillenpause wieder mit den Hormonen anfing, wohl den ersten heftigen Lipödem-Schub aus.

2017 traute ich mich zum ersten Mal, bei meiner damaligen Hausärztin meine Beine anzusprechen, weil ich das Gefühl hatte, dass diese nicht einfach nur ›dick‹ waren. Irgendwas stimmte nicht. Ich hatte ständig Schmerzen, meine Knie und Knöchel waren unverhältnismäßig kräftig, und bei Hitze schwollen sie extrem an. Ohne mich genauer zu untersuchen, schloss die Ärztin auf Wassereinlagerungen, bedingt durch die Pille und die darin enthaltenen Hormone. Sie sagte mir, ich solle viel trinken und meine Beine regelmäßig eincremen. Mit dieser Info entließ sie mich. Enttäuscht über so wenig Hilfe ignorierte ich das Thema die nächsten zwei Jahre erst mal.«

Spieglein, Spieglein an der Wand,

wieso hab ich die kräftigsten Beine im Land?

2010/2011

»Wer möchte noch einen Nachschlag?« Meine Mutter verteilte beim Abendessen die zweite Runde Soße auf die Teller, während sich kreuz und quer über den Tisch jeder selbst zu irgendeiner Beilage verhalf. Meine Brüder schnappten sich jeweils ein weiteres Kotelett, und ich bohrte meine Gabel in einen der Klöße, die in einer separaten Schale in unserer Mitte standen. *Ja, ich weiß, ich hatte schon zwei!* Innerlich rechtfertigte ich mich schon wieder vor Motzi dafür, dass ich halt noch Hunger hatte. Ich hatte schon immer einen guten Appetit gehabt. Bei uns daheim wurde ordentlich gegessen – die klassische (deftige) deutsche Dreierkombi aus: Fleisch, Kohlenhydratbeilage (Nudeln, Klöße, Reis, Kartoffelprodukte) und Gemüse beziehungsweise Salat.

Es ist aber schon spät!, plärrte Motzi zurück und erinnerte mich an meine Keine-Kohlenhydrate-nach-18-Uhr-Regel. Die brach ich leider oft, denn es war keine Seltenheit, dass wir zu Hause erst um einundzwanzig Uhr zu Abend aßen. Weil jeder in unserer fünfköpfigen Familie tagsüber entweder mit der Arbeit oder Schule und diversen Hobbys wie Handballtraining, Tanzen und Co. beschäftigt war, wurde es eben meistens spät, bis wir abends alle zusammenkamen.

»Hat jeder Gemüse auf dem Teller?« Mama erinnerte uns an die zwei Löffel Pflichtgemüse, ohne die keiner ihren Tisch verlassen durfte. Hätte sie darauf nicht so konsequent bestanden, hätten meine Brüder und ich in unserer Jugend freiwillig wahrscheinlich nicht eine einzige Erbse verspeist.

»Wieso kannst du eigentlich so viel essen, ohne zuzunehmen?«, fragte ich meinen nächstälteren Bruder nur halb im Spaß. An manchen Tagen haute er sich zwei Tiefkühlpizzen hintereinander rein und hatte trotzdem nicht auch nur annähernd irgendwo ein Gramm Speck sitzen.

»Ich hab halt einen guten Stoffwechsel!«, antwortete er lachend und steckte sich die voll beladene Gabel in den Mund. Offenbar hatten die meisten in meiner Familie einen guten Stoffwechsel – alle außer mir. Mein ältester Bruder war genau wie meine Mutter durchschnittlich gebaut. Oft verglich ich meine Beine mit ihren. Meine Mama hatte eine ganz andere Figur als ich. Sie war grundsätzlich eher schmal, und dass sie bereits drei Kinder auf die Welt gebracht hatte, sah man ihr so gar nicht an. Es sah so aus, als ob bloß mein Papa ein wenig mehr aufpassen musste, wenn es ums Gewicht ging. Ich persönlich hatte seinen gemütlichen Bauch schon als Kind immer sehr gemocht, und wir hatten oft darüber gescherzt, dass ich ihn beim Kuscheln perfekt als Kissen benutzen konnte. Ich erinnerte mich daran, dass er vor Jahren schon Weight Watchers gemacht und zu jeder Mahlzeit die Punkte ausgerechnet hatte. Er hatte dann immer mit seinem WW-Buch am Tisch gesessen und zusammengerechnet, was und wie viel davon er essen durfte. Kohlsuppe, die meine Mutter stets fürsorglich für ihn zubereitete, stand eine Weile lang ganz oben auf der Liste. Hätte er das nicht bis heute beibehalten können? So eine Kohlsuppendiät wäre mir aktuell sehr gelegen gekommen ... Aber gut, zur Nachspeise sagte ich jetzt auch nicht Nein. Fruchtjoghurt war ja schließlich gesund! Sind doch Früchte drin ... Dass ich mir ebenso gut einen Becher Industriezucker in die Gurgel hätte schütten können, weiß ich erst heute, wo wir alle einfach viel mehr darauf achten, was in Lebensmitteln tatsächlich drinsteckt. Aber in meiner Kindheit und Jugend wurde noch kein Hype in diesem Ausmaß um Nahrungsmittel gemacht, und so ließ Motzi mir den Fruchtjoghurt ohne Schimpfen durchgehen und rügte mich später, als ich mich fürs Bett fertig machte, lediglich für die drei Kartoffelknödel und eineinhalb Schweinekoteletts, die ich mir reingezogen hatte.

Morgen isst du nicht so viel!, lag sie mir mit der üblichen Standpauke in den Ohren, während ich mir in meinem Zimmer den Schlafanzug anzog. Im Ganzkörperspiegel meiner Schranktür konnte ich mich dabei ganz genau beobachten. Ich drehte mich von rechts nach links und betrachtete mich ausgiebig von hinten. Mit den Händen raffte ich den locker sitzenden Stoff meiner Schlafhose zusammen, sodass sie eng um meine Schenkel spannte. Ich verstand das einfach nicht! Meine Beine passten absolut nicht zum Rest meines Körpers. Sie waren viel kräftiger, als es meiner Ansicht nach »normal« war – noch dazu, wo ich doch so sportlich war! Mein ganzes Leben hatte sich bisher in Vereinen abgespielt. Mit sechs Jahren hatte ich mit dem Turnen begonnen, einige Jahre später waren durch meine Brüder Fußball und Handball dazugekommen. Außerdem tanzte ich in einem Verein bei mir im Dorf Hip-Hop und Modern Dance und ging fünfmal in der Woche zum Reiten. Vielleicht war das ja die Ursache für meine kräftigen Schenkel? Gedanken über Gedanken, die in meinem Kopf rumspukten, aber nie den Weg nach draußen fanden. Denn ich redete nie mit jemandem über meine Komplexe. Für mich waren sie einfach da. Es war meine gelebte Realität, Fakten, die ich hinnahm.

Bei uns daheim wurde Aussehen auch nicht übertrieben thematisiert. Es ging eher um innere Werte und darum, gemeinsam schöne Momente zu erleben. Wir waren viel draußen in der Natur, entweder beim Wandern oder Radfahren. Im Winter, wenn der erste Schnee kam, zog Mama uns die Skianzüge an, selbst wenn es schon dunkel war, und wir gingen raus, um Schneeflocken zu fangen. Das war immer ein Abenteuer für uns. Ich wuchs eben auch mit zwei

Brüdern auf – da war nichts mit Beauty, Shopping und Styling in der Freizeit! Die beiden stellten mich maximal ins Tor zum Elfmeterschießen. Es war in unserer Familie also eher ich, die Girly-Sachen mit nach Hause brachte. Ich war immer die, die tanzte, sich Choreografien ausdachte und dann Aufführungen für die Familie machte. Dafür zog ich mich dann hübsch an oder verdonnerte meinen Vater dazu, mir die Fußnägel zu lackieren. Als Zehentrenner brachte er dann schon mal Gummibärchen zum Einsatz ... Muss ich dazu noch mehr sagen? Ich habe an diese Zeit viele schöne Erinnerungen. Über meine Figur sprach ich dabei aber nie.

Vielleicht sollte ich dieses Reis-Experiment wiederholen, das wir mal als Jugendkirchprojekt gemacht haben?!, dachte ich mir jetzt, während ich meinen Hintern weiter im Spiegel betrachtete. Um zu sehen, wie wenig bedürftige Kinder in vielen Teilen der Welt täglich zum Essen hatten, hatten wir uns damals eine Woche lang nur von hundert Gramm Reis am Tag ernährt und ansonsten nur Wasser getrunken. Eigentlich hatte es sich dabei um eine Spendenaktion für Menschen in Entwicklungsländern gehandelt und nicht um eine Hungerkur für verrückt gewordene Jugendliche aus Industrienationen ... Aber alles, was sich in meinem Teeangerhirn festgesetzt hatte, war die Tatsache, dass ich damit einige Kilos verloren hatte. Zwar entsprachen die gepurzelten Zahlen auf der Waage bloß Flüssigkeit, doch das wusste ich damals noch nicht, und es wäre mir wahrscheinlich auch egal gewesen. Hauptsache, die leuchtenden Ziffern auf dem digitalen Display zeigten weniger an als am Vortag. *Wenn blanker Reis doch bloß nicht so langweilig schmecken würde ...* Ich hob mein T-Shirt ein kleines Stück an und scannte den mir wohlvertrauten Umfang meiner Taille, die im Gegensatz zu meinen Beinen so richtig schlank war. Ich zog den Bauch ein und ließ ihn wieder locker, obwohl es überhaupt nichts Übermäßiges zum Einziehen gab. Genervt sah ich mir schließlich in die Augen und sprach zu meinem Spiegelbild: »Wenigstens haben wir tolle Haare!«

Mit meinen Fingern kämmte ich durch den blonden Zopf, den ich mir im Nacken gebunden hatte und der locker über meiner Schulter lag. Seit ich klein war, hatte ich schon immer Komplimente für mein Haar bekommen. Es war lang und stark und glänzte gesund. Immerhin ein kleiner Booster für mein angeknackstes Selbstbewusstsein! Außerdem hatte ich ein ziemliches Talent dafür, mir richtig gute Frisuren zu machen. Angefangen hatte es damit, dass mir meine Mama als Kind gezeigt hatte, wie man einen französischen Zopf flocht. Ich übte und übte – vorm Spiegel, an meinen Freundinnen oder meinen Cousinen. Als ich zehn war, beherrschte ich dann schon Flechtfrisuren, die kaum ein Erwachsener nachmachen konnte. Mit Leichtigkeit flocht ich mir selbst sogar irgendwann Zöpfe vom Haaransatz über den Hinterkopf bis hinab in die Längen. Mama hatte mir die Basics dafür beigebracht, aber ich hatte Schritt für Schritt meine Fähigkeiten verfeinert. Ich besaß ein gutes Verständnis dafür, wie Haare (auch unterschiedlicher Struktur) funktionierten, und beschäftigte mich gern damit, wie sie sich am besten fixieren ließen oder wie man Volumen herstellte. Ich verbrachte damals wirklich viel Zeit damit, mir vorm Spiegel selbst Locken einzudrehen. Später dann lernte ich aus YouTube-Tutorials neue Frisuren. Manchmal klickte ich mich ewig durch die zahllosen Styling-Kanäle und machte dann nach, was ich mir angesehen hatte, oder kreierte meine eigenen Versionen davon. Mein liebster Kanal war der einer amerikanischen Mom (*cutegirlshairstyles* auf YouTube), die ihren Töchtern die krassesten Flechtfrisuren zauberte.

Überhaupt schaute ich mir regelmäßig die Videos auf Beauty-Channels wie *Frag die Gurus* oder ähnlichen Kanälen auf YouTube an. Schon seit ungefähr 2009 hatte ich mich als eine der Ersten aus meinem Freundeskreis mit der Plattform beschäftigt, und mittlerweile drehte ich mit meinen Freundinnen manchmal auch eigene Videos. Wir filmten uns querbeet bei allen möglichen Dingen – beim Herumalbern oder wie wir selbst Schokolade herstellten, uns Locken eindrehten und so weiter. Wir hatten einfach Spaß daran. Das war unsere Art der Freizeitbeschäftigung. Nach dem Aufzeichnen schnitt ich das Material zusammen und bearbeitete es, auch dafür hatte ich in den letzten Jahren ein Interesse entwickelt. Meine Freunde und ich hatten sogar einen eigenen kleinen Kanal, wo wir manche unserer Videos online stellten. Bis tief in die Nacht konnte ich mich in den Clips auf YouTube verlieren, und am Ende döste ich dann mit dem Gedanken an einen fünfsträngigen Flechtzopf ein, den ich am nächsten Tag in der Schule an meiner Banknachbarin üben wollte ...

Übrigens redete ich früher auch nie mit meinen Freundinnen über meine Komplexe. Das war uns einfach zu peinlich. Eine Freundin gestand mir erst kürzlich, dass sie sich damals, »zu Zeiten des Thigh Gaps«, Frischhaltefolie um die Oberschenkel gewickelt hatte, damit die Innenseiten nicht aneinanderrieben und sie die trendige Lücke aufweisen konnte. Unter den Klamotten sah man die Folie natürlich nicht. Heute empfinde ich es als sehr erschreckend, was wir uns als junge Mädchen antaten, nur um »gut auszusehen«.

Erst als mein ältester Bruder seine erste Freundin mit nach Hause brachte, ging es unter unserem Dach öfter um »mädchenhafte« Themen. Ich sah seiner Freundin neugierig beim Schminken zu, und sie brachte mir bei, wie auch ich mir die Wimpern tuschen und Kajal auftragen konnte, um meine Augen zu betonen. Mein allererster Lipgloss war ein Geschenk von ihr. Stolz wie Bolle trug ich ihn jeden Tag vor der Schule auf. Wir beide gingen zusammen bummeln, und sie gab mir Outfit-Tipps. Für mich war sie die große Schwester, die ich nie gehabt hatte, acht Jahre älter und ein weibliches Vorbild. Ich schaute mir viel von ihr ab. Beispielsweise auch, wie sie sich manchmal zum Abendessen einen großen, bunten Salat machte. Das kannte ich ja in dieser Form von uns daheim überhaupt nicht. Niemals hatte es bloß Salat gegeben. Als Beilage, ja. Aber als reine Hauptmahlzeit – never! Irgendwann bereitete ich mir dann auch öfter mal einen Salat zum Abendessen zu, statt mir die volle Dröhnung aus drei Portionen Spaghetti bolognese oder Ähnlichem zu geben.

Eines Tages fingen mein Bruder und seine Freundin dann mit einer Diät an: »Schlank im Schlaf«. Mein Bruder hatte es eigentlich nicht nötig, abzunehmen, aber damals hinterfragte ich nicht mal, weshalb er trotzdem mitmachte. Ich war ungefähr 14 Jahre alt und bekam davon eine Weile lang am Rande mit. Die beiden hatten das Buch zu der Trennkostdiät gekauft, und ich blätterte manchmal durch die Seiten oder hörte ihnen zu, wenn sie darüber sprachen, welches Rezept sie nachkochen wollten. Die Gerichte, die sie zubereiteten, sahen immer appetitlich aus und wirkten auf den ersten Blick auch nicht so, als seien sie »zu wenig«. Gerade mittags war alles dabei, auch Nudeln, Kartoffeln – eben sämtliche Lebensmittel, die satt machten und die ich liebte. Es war nämlich schon immer so: Wenn ich die Wahl hatte zwischen einem Schnitzel mit Pommes und einer Tafel Schokolade, wählte ich immer die deftige Variante. Süßigkeiten hatten mich noch nie besonders interessiert. Vielleicht lag das daran, dass wir zu Hause einen üppigen Naschvorrat hatten, der nie eine verbotene Zone war. All meine Freunde, die zu Besuch kamen, kriegten beim Anblick des süßen Schlaraffenlandes hinter den Küchenschranktüren immer ganz glänzende Augen. Bei ihnen zu Hause war das verboten und deshalb umso aufregender! Aber für mich war es ganz normal.

Auf den ersten Blick schien es so, als wäre »Schlank im Schlaf« genau das, was der Name versprach: easy. Abnehmen im Schlaf ohne Verzicht. Das wollte ich auch! Mein Bruder kopierte mir damals alle Seiten aus dem Bestseller. Alle Regeln, was wann auf dem Speiseplan stehen durfte und wie man die Diät optimal mit Sport ergänzte, sammelte ich in einem Ordner, der mein ständiger Begleiter war. Die Ernährungs-Guidelines zu meiner Wunschfigur – mit Dutzenden Rezeptideen. Ich schleppte diesen Ordner damals etwa zwei bis drei Monate lang tatsächlich überallhin mit, um immer genau checken zu können, was ich essen durfte, während ich unterwegs war. Denn es gab da schon genaue Vorschriften.

Morgens durfte ich beispielsweise Kohlenhydrate essen, sprich Müsli, Brot oder Brötchen, allerdings ohne Wurst oder Käse, sondern nur mit Marmelade oder Gemüseaufstrich. Da ich allerdings nie zu Hause frühstückte, bevor ich zur Schule ging, fiel das schon mal weg. (Wir saßen morgens nicht zusammen am Tisch, unsere Familienzeit war immer abends.) Stattdessen machte ich mir dann ein Pausenbrot. Früher hatten meine Brüder und ich immer Nutellabrote mit in die Schule bekommen ... So was ist heutzutage kaum mehr vorstellbar.

Beim Mittagessen durften alle Makronährstoffe miteinander kombiniert werden, und somit konnte ich nach der Schule ganz normal das essen, was meine Mutter gekocht hatte. Extrawürste für meine Spinnereien standen zu Hause nämlich nicht auf der Speisekarte. Das bedeutete auch, dass ich abends, wenn dann die kohlenhydratfreie Essenszeit anstand, gucken musste, was ich mir von Mamas Mahlzeiten herauspicken konnte. Meistens ließ ich einfach die Nudeln oder den Reis weg und gab mich mit Fleisch und Gemüse zufrieden. Wobei ich zugeben muss, dass ich damals nicht so wirklich der Grünzeug-Freak war. Ihr erinnert euch an die zwei Löffel Pflichtgemüse?!

Sehr befriedigend war das Abendessen dann plötzlich nicht mehr. Es fiel mir schwer, die leckeren Beilagen wegzulassen und später im Bett den knurrenden Magen auszuhalten. Aber ein Gute-Nacht-Snack war leider nicht erlaubt. Denn Teil der Trennkostdiät war auch, dass zwischen den Mahlzeiten lange Pausen ohne Nahrungsaufnahme liegen mussten. Unterm Tag schaffte ich die fünf Stunden easy, ich konnte Hunger gut ertragen und ewig rauszögern. Aber nachts hielt mich das Loch im Bauch wach, und es gab nichts, womit ich mich ablenken konnte. Ohne Kohlenhydrate wurde ich einfach nicht richtig satt.

Besonders schlimm waren die Abende am Wochenende, wenn ich mit Freunden zusammensaß und sich alle Pizza bestellten, während ich mich auf die Eier und Schinkenstücke – die einzige sättigende Basis – in meinem italienischen Salat stürzte. In den ersten Wochen zog ich das noch ganz gut durch, aber irgendwann trickste ich mal hier und mal da, indem ich mir eben doch ein Stück Pizza aus dem Karton meiner Freunde stibitzte. Und na ja, eines Abends bestellte ich mir dann doch mal eine Pizza statt eines Salats und schwups, plötzlich war ich wieder bei meinem normalen Essverhalten angekommen, und mein »Schlank-im-Schlaf«-Ordner verstaubte im Bücherregal – wo er übrigens auch hingehörte, wenn ihr mich fragt.

Lena, 15 Jahre, Betroffene:
»Bereits im Alter von 13 Jahren wurde das Lipödem bei mir sichtbar. Da fing es an, dass meine Knöchel immer dicker wurden, genau wie meine Waden. Ich hatte immer das Gefühl, dass meine Waden genauso dick wie meine Oberschenkel waren. Meine Beine haben nicht zu meinem Oberkörper gepasst, denn oben herum war ich schmal. Dank Katis Aufklärungsvideos war diese

Krankheit für mich nicht unbekannt, und ich habe recht früh danach gegoogelt und meine Beine mit den Aufnahmen aus dem Internet verglichen. Von drei Stadien, die es gibt, bewegte ich mich meiner Einschätzung nach schon auf mittlerer Stufe. Auch zu Katis Beinen sah ich enorme Ähnlichkeit. Natürlich habe ich mich auch mit meiner Mutter und meiner Schwester verglichen, deren Beine einfach ganz normal waren, nicht so stämmig und gerade, ohne Linie, wie meine. Ich hab dann als Folge extrem viel Sport gemacht, sehr wenig gegessen, oft einfach nur Salat oder auch gar nichts, und konnte damit phasenweise etwas abnehmen, aber sobald ich mit dem Hungern und dem Sport aufhörte, wurde ich ganz schnell wieder dick.

Innerhalb der nächsten ein bis zwei Jahre kamen dann weitere Symptome dazu beziehungsweise verschlimmerten sich die bestehenden. Die Schmerzen in den Beinen sind schlimmer geworden, und überhaupt reagiere ich empfindlich auf Berührungen. Wenn Freunde mir kumpelhaft auf den Arm klopfen, bekomme ich riesige blaue Flecke. An manchen Tagen schmerzen meine Oberarme so extrem, als wären sie ein einziger blauer Fleck und als gäbe es keine freie Stelle, die man berühren kann, ohne dass es wehtut. Die Wassereinlagerungen setzen einfach alles unter Spannung, und dadurch schmerzen meine Beine und meine Arme. An den Innenseiten meiner Schenkel haben sich außerdem mittlerweile richtige Wölbungen gebildet – ich beschreibe sie immer als zwei ›Fettsäcke‹, die neben meinen Knien hängen. Diese Knubbel entstellen die Form meiner Beine noch mehr.«

Alles, was ich in meiner Jugend machte, um Gewicht zu verlieren, war völlig beliebig und hatte keine wissenschaftliche Basis. An zwei Abenden in der Woche achtete ich zum Beispiel darauf, dass ich nicht nach achtzehn Uhr aß, an wieder zwei anderen Tagen verkniff ich mir den Nachschlag beim Abendessen oder die bösen Kohlenhydrate – dafür futterte ich dann bei nächster Gelegenheit wieder eine Tüte Chips vor dem Fernseher. Ich war eben noch extrem jung und kaufte ja nicht mal für mich selbst ein, wodurch ich auch nur zu den Nahrungsmitteln Zugang hatte, die im Kühl- beziehungsweise Küchenschrank standen. Und das waren eben mitunter der Fruchtjoghurt, der unter dem Decknamen »gesund« daherkam, oder das Nutellabrot in der Pause, das mir meine Mutter geschmiert hatte und das ich nicht hinterfragte, weil es für mich völlig normal war. Früher war es auch in vielen Haushalten gängig, dass die Teller leer gegessen wurden und Essen nicht weggeworfen werden durfte. Heute denkt die Gesellschaft da ganz anders, denn den Leuten ist bewusst, dass man mit solchen Maßregelungen einem Kind sein natürliches Sättigungsgefühl abtrainiert.

Dieser bunte Mischmasch aus nichts Halbem und nichts Ganzem, den ich in dieser Zeit praktizierte, blieb ohne sichtbaren Effekt auf mein Gewicht, was mich heute nicht wundert. Damals sah ich das natürlich etwas anders. Weil das Thema oft in meinem Kopf herumspukte, hatte ich das Gefühl, dass ich tatsächlich viel dafür tat, um etwas an meiner Figur zu ändern, aber heute weiß ich, dass ich eigentlich ganz viel falsch machte und außerdem alles ohne System. Eine Zeit lang warf ich mir sogar Sättigungspillen ein. Die hatte ich ebenfalls im Alter von 14 Jahren im Drogeriemarkt entdeckt. (Im Drogeriemarkt! Das muss man sich mal vorstellen!) Zusammen mit einem Tiegel Cellulitecreme hatte ich diese Entdeckung damals mit aufs Kassenband gelegt, und die Kassiererin hatte sie mir, ohne mit der Wimper zu zucken, verkauft. Heutzutage denke ich mir, dass solche Produkte überhaupt nicht frei erhältlich sein oder zumindest nicht an Kids verkauft werden dürften. Mich hinderte damals jedoch niemand daran, die Sachen mitzunehmen, und so schluckte ich vor dem Essen immer mal wieder heimlich eine Tablette, natürlich ohne dass meine Eltern etwas davon mitbekamen. Angeblich sollten diese Pillen im Magen auf das Zehnfache ihrer ursprünglichen Größe aufgehen und dadurch ein früheres Sättigungsgefühl auslösen. Ich kann ganz ehrlich aber nicht behaupten, irgendwas davon gemerkt zu haben – wenn überhaupt, dann nur einen Placeboeffekt. Allerdings sind meine Erfahrungswerte auch nicht sehr umfassend. Genau wie alles andere nahm ich nämlich auch diese Tabletten unregelmäßig. Mal vergaß ich sie, dann dachte ich mal wieder zwei Mahlzeiten lang dran. Im Prinzip hätte ich all den Quatsch auch einfach lassen können und wäre in puncto Gewicht auf dem gleichen Level geblieben, hätte mir dafür aber viel Quälerei erspart. Aber diese Erkenntnis erlangte ich erst viel später im Leben, und deshalb schmierte ich mir eben weiterhin alle paar Tage eine Creme auf die Schenkel, die angeblich Dellen reduzieren sollte, und fröhlich so weiter.

Jesika, 26 Jahre, Betroffene:
»Stämmige Beine habe ich seit meiner Pubertät, also eigentlich schon immer. Ich sah nie so aus wie meine gleichaltrigen Freundinnen. So begannen das Bodyshaming und die Komplexe schon ziemlich früh. In der Grundschule (dritte Klasse) nahm ich schon heimlich die Abnehmtabletten meiner Mutter und zog fleißig meinen Bauch ein. Kommentare wie ›Fettarsch!‹ waren für mich als Kind ziemlich hart. Dabei hatte ich schon immer viel und gern Sport gemacht. Von Kinderturnen und Handball bis hin zu karnevalistischem Tanzsport einfach alles. Als ich 14 wurde, begann ich dann, die Pille einzunehmen. Von da an wurde es schleichend schlimmer. Allerdings dachte ich zunächst, mein Aussehen läge einfach in der Familie. Meine Mutter, Schwester, Tante, Oma (alle Frauen mütterlicherseits) haben nämlich auch stämmige Beine.

(Auch sie leiden unter einem Lipödem. Allerdings ist mir erst seit meiner Diagnose bewusst, dass ich es vererbt bekommen habe.)

2018 fasste ich den Entschluss, die Pille abzusetzen, weil sie mir nicht guttat. (Beim Verschreiben der Pille hatte mich keiner über Nebenwirkungen wie Libidoverlust, Stimmungsschwankungen etc. aufgeklärt.) Ohne den Einfluss der Hormone waren dann zwar die unerwünschten Nebenwirkungen weg, aber mit der hormonellen Umstellung bescherte ich meinem Lipödem einen neuen Schub. Innerhalb von zweieinhalb Jahren nahm ich über zwanzig Kilo zu, obwohl ich an meinem Bewegungspensum und meiner Ernährung nichts veränderte. Vom Hausarzt wurde ich nur müde belächelt. ›Sie müssen noch mehr Sport machen und noch weniger essen‹, sagte er. Meine Frauenärztin schob es auf meine ›Gene‹. Von da an zweifelte ich immer mehr an mir und meinem Körper. Ich wusste, dass da etwas nicht stimmte, aber ich wusste nicht, was. Das zog Hunderte Diäten nach sich (Shake-Diäten, Low Carb, Intervallfasten, Carb Blocker etc.) und noch mehr Sporteinheiten. Gebracht hat das alles allerdings nichts. Schließlich hörte ich auch mit dem Tanzen im Karnevalsverein auf. Ich fühlte mich auf der Bühne in den knappen Röcken nicht mehr wohl, auch hier kamen von anderen Vereinen und Gruppen blöde Sprüche und Blicke. Aber der Hauptgrund war eigentlich, dass ich die Bewegungen körperlich nicht mehr schaffte. Ich war zu schnell aus der Puste, meine Beine schmerzten und waren schwer – es war einfach alles zu anstrengend. Und egal wie viel ich trainierte, meine Beine blieben gleich dick. Ich baute einfach nur Muskeln unter meiner Fettschicht auf.«

Vom Zurechtschummeln der Realität

Die Anfänge meiner YouTube-Karriere
und wie ich schließlich zum ersten
Mal meine Beine im Netz zeigte

2013

Schon in der Mittelstufe war ich zu einer wahren Meisterin in Sachen Frisuren geworden. Dabei hatte ich mir das meiste selbst beigebracht. Die Zöpfe, die ich auf YouTube sah und nachstylte, variierte ich mit der Zeit und entwickelte sie weiter. Daraus entstanden dann meine ganz eigenen Kreationen. Gerade in Sachen Hochsteckfrisuren improvisierte ich viel und oft, und im Nachhinein stellte ich fest, dass ich vieles automatisch richtig machte, ohne mich davor zum Thema eingelesen zu haben. In der Schule stand mir jede Pause ein anderes Mädchen Modell oder bat mich darum, ihr eine tolle Flecht- oder Hochsteckkreation zu machen. Irgendwann pinnte ich dann mal einen Aushang ans Schwarze Brett, auf dem ich anbot, den Abschlussschülerinnen die Frisuren für ihren Abiball zu machen – für ein bisschen Taschengeld. Mein Oberstufenleiter sah meine Ausschreibung und fragte mich, ob ich Lust hätte, die Mädchen des Schultheaters für ihre Aufführungen zu stylen.

Irgendwann wurde ich von Bekannten und anschließend von Bekannten dieser Bekannten für Hochzeiten und Konfirmationen gebucht. Ein echter Selbstläufer!

Auf der Beliebtheitsskala an der Schule katapultierte mich mein Frisurentalent ganz schön weit nach oben. »Wie machst du das?«, fragten die Girls mich ständig, und so kam es, dass ich damit anfing, meine eigenen Tutorials zu drehen. Mit Schnitt und Videoproduktion hatte ich durch den Channel mit meinen Freunden ja bereits ein wenig Erfahrung, und die kam mir jetzt zugute. Denn ich hatte genaue Vorstellungen, was die Qualität der Videos betraf, die ich liefern wollte. Clips im billigen Webcam-Style hochzuladen, kam für mich nicht infrage. Ich wollte professionelle Videos produzieren. Darum beschäftigte ich mich noch eingehender mit Schnitt und Ton und schaffte mir sogar Beleuchtungsequipment an. Schnell hatte ich raus, in welcher Höheneinstellung ich am besten wirkte, und während meine Freunde sich abends zum Feiern oder Abhängen trafen, saß ich in Papas Computerzimmer im Keller, schnitt meine gedrehten Videos und sprach Voiceovers ein.

Am Anfang drehte ich bewusst Alltagsfrisuren. Diese wurden im Netz oft gesucht und bescherten mir innerhalb weniger Wochen schon ein paar Hundert Klicks. Daneben probierte ich mich auch in alle möglichen anderen Richtungen aus. Ich drehte Do-it-yourself-Videos, nahm an Challenges teil, machte Tutorials zum Thema Haare, Make-up und außerdem Back-Videos.

Natürlich ging damit auch in der Schule das Gerede los. »Macht sie jetzt einen auf Fame?«, tuschelten einige hinter meinem Rücken, und wieder andere trugen mir diese Spitzfindigkeiten zu. Heute sage ich gern:

Um in der Öffentlichkeit zu stehen,
muss man Eier haben.

Am Anfang meiner Social-Media-Karriere konnte ich jedoch noch nicht mal erahnen, was für Monstereier ich mir noch würde wachsen lassen müssen. Natürlich hatte ich Respekt davor, mich durch meine Videos so angreifbar zu machen, doch ich hatte ja noch keinen Schimmer, wie grausam manche Leute im anonymen Onlinedschungel sein konnten. Zumal ich mich mit meinen Haar-Tutorials auch noch in die Beauty-Branche vorwagte und, was mein Aussehen betraf, ja diesen einen wunden Punkt hatte – meine kräftigen Beine. Diese versteckte ich in meinen Videos deshalb auch immer sehr geschickt.

Den Bildausschnitt in meinen Videos wählte ich stets so, dass nur mein Kopf und Oberkörper zu sehen waren. Meine Lieblingsoutfits waren damals Crop Tops, die meine schlanke Taille betonten, oder auch mal eine Strickjacke oder ein Blazer, der die Hüften umspielte, dazu viel Schmuck und Statement-Ketten, um den Fokus auf meine obere Hälfte zu lenken. In Ganzkörperaufnahmen zeigte ich mich bewusst lange nicht. Bei den meisten Videos war das auch gar nicht nötig, es funktionierte auch ohne – zum Beispiel wenn ich meine Morgenroutine filmte, mir die Haare färbte oder in einem DIY-Video zeigte, wie man aus einem alten T-Shirt mit einer Schere und ein paar Nieten wieder ein trendiges Lieblingsoberteil machen konnte.

Zunächst bekam ich im Netz glücklicherweise ganz viel Bestätigung. Es regnete Komplimente für meine Haare und mein Make-up. Sätze wie »Du siehst wunderschön aus!« oder »Wann kommt dein nächstes Video?« reihten sich unter meine Videos auf YouTube. Mein Selbstbewusstsein erhielt dadurch am Anfang einen richtigen Boost, und zusammen mit der Routine, die ich über die Monate mit meinen Videos entwickelte, wirkte sich das natürlich auch auf mein Auftreten vor der Kamera aus. Vor zehn Jahren war es nämlich noch nicht so normal gewesen wie heute, sich (den ganzen

Tag lang) zu filmen und zu einem anonymen Internetpublikum zu sprechen. In meinen früheren Videos war mir die Unsicherheit dementsprechend anzusehen.

Als ich zum ersten Mal für meinen YouTube-Kanal einen ganz besonderen Dreh plante und dafür den Master of Hair – the one and only Udo Walz persönlich – in seinem Salon besuchen durfte, war ich so aufgeregt, dass mir schon eine Woche davor die Knie schlotterten. Diese Chance ergab sich damals witzigerweise total zufällig. Ihr erinnert euch an das Jobangebot meines Oberstufenleiters in unserer Theater-AG der Schule? Dabei lernte ich auch den Regisseur des Stückes kennen. Und der war ursprünglich aus Berlin und ein Freund von Udo Walz. (Zufälle gibt's, die gibt's gar nicht ...) Er stellte den Kontakt zu dem Starfriseur her, und so kam es, dass ich während einer Klassenfahrt nach Berlin einen Dreh in Udos Laden machen durfte.

Ich war wahrscheinlich vor keinem Video bisher so aufgeregt gewesen. *Was zieh ich dafür bloß an?* Alles in mir schrie: Glamour! Und dazu gehörte für mich ein Kleid. Es war Sommer, und ich hatte mir dieses neue Kleidchen in einem zarten Mintgrün gekauft. Tailliert geschnitten – die perfekte Betonung meiner schlanken Zone – und an den Hüften leicht ausgestellt – so weit, so gut. Doch leider war es kurz (klar, es war ja Sommer) und bedeckte gerade mal so die Hälfte meiner Oberschenkel. Wie ihr euch mittlerweile vorstellen könnt, machte Motzi mir bei der Anprobe vorm Spiegel die Hölle heiß! Am liebsten hätte ich mich unterhalb des Kleidersaums unsichtbar getrickst. Da Motzi allerdings nicht zaubern konnte, war ihre Lösung für das Problem: *eine Strumpfhose!* Blickdicht und am besten schwarz, denn dunkel macht ja bekanntlich schlank. Ich muss nicht erklären, wie schrecklich diese Kombination aussah, oder? Ein pastellfarbenes Sommerkleidchen mit dicker, schwarzer Strumpfhose? No way! Dennoch stopfte ich das Teil zusammen mit meiner Panik, meiner Unsicherheit und fünf alternativen Outfits in meinen Koffer, und ab ging's nach Berlin.

Dort begleitete mich der Theaterregisseur netterweise zu meinem Termin mit Udo Walz und stand mir sogar als Kameramann zur Verfügung. Am liebsten hätte ich ihm gesagt, er solle mich doch bitte nur von der Taille aufwärts filmen, aber ich wollte ihm so wenig Umstände wie möglich machen, wo er schon so hilfsbereit war. Nun gut, solang ich in die Kamera sprach, war es ja ohnehin selbstverständlich, dass die Linse auf mein Gesicht gerichtet war. Also begann ich damit, so gelassen wie möglich das Video anzumoderieren: »Hallo, ihr Lieben, ihr seht, ich bin in Berlin angekommen und stehe jetzt hier gerade vor dem Salon von Udo Walz. Ich bin todesaufgeregt.« Ohne mich selbst sehen zu können, wusste ich, dass mir die Unsicherheit ins Gesicht geschrieben stand. Erstens, weil es ganz schön komisch für mich war, dass der Regisseur, den ich kaum kannte, mich filmte, und zweitens, weil ich mich einfach so unglaublich unwohl in meinem kurzen Kleid fühlte. Die tiefschwarze Strumpfhose versaute den ganzen Look, und anstatt mich auf den Dreh zu konzentrieren, dachte ich immer wieder darüber nach, ob ich das hässliche Teil vielleicht einfach schnell ausziehen sollte. Aber sicher würde ich mich dann noch unwohler fühlen. Dann doch lieber ein hässliches Outfit als dicke Beine ...

»Okay, und jetzt mache ich eine Ganzkörperaufnahme«, sagte der Regisseur zu mir. Sofort schrillten in meinem Kopf alle Alarmglocken. *Oh no! Nicht meine Beine filmen!* Aber ich sprach es nicht laut aus. Das war mir zu peinlich. Stattdessen ließ ich es einfach über mich ergehen und versuchte, mir meine Unsicherheit nicht anmerken zu lassen.

Er senkte also die Kamera ab und filmte dann von den Füßen aufwärts. Ich musste mir verkneifen, vor lauter Scham ein Bein hinter dem anderen zu verstecken. Innerlich stand ich aber genauso da: einen Fuß unter dem anderen vergraben. Wie ein Kind, das sich unendlich doll schämt. Während das Objektiv an meinen Beinen hinaufwanderte, wuchs das Gefühl, mich verkriechen zu wollen, mit jedem zurückgelegten Zentimeter ins Unermessliche an. Als die Kamera wieder bei meinem Gesicht ankam, erwartete den Zuschauer dort kein fröhliches Grinsen, sondern die Frage: Ging das einigermaßen? Meine Stirn war in Sorgenfalten gelegt, die Augen waren leicht zusammengekniffen, und das gezwungene Lächeln auf meinem Gesicht zeigte die volle Ladung Selbstzweifel. Ein kurzer Blick in die Aufnahme, und mir war klar: *Mist! Reiß dich zusammen, Kati! Deine Ausstrahlung ist eine #Katistrophe!*

Ich war froh, als wir nach diesem Fiasko endlich nach drinnen wechselten, wo die Kamera von nun an auf meinen Oberkörper gerichtet sein würde. Das musste sie nämlich, um auch genau einzufangen, was als Nächstes passierte. Und zwar durfte ich heute einer von Udo Walz' Mitarbeiterinnen eine Hochsteckfrisur machen! Obwohl ich keine Zweifel an meinem Können hatte, war ich trotzdem nervös, weil der Starfriseur sich nachher das Ergebnis ansehen würde. Aber erst mal tief durchatmen. *Das schaffst du, Kati!*

Routiniert teilte ich das Haar meines Modells am Oberkopf ab, während »mein Kameramann« mir Fragen stellte.

»Na, wie ist das so, jetzt hier im Laden Hand anzulegen? Geht da ein kleiner Traum in Erfüllung?«

»Auf jeden Fall!«, gestand ich und erhaschte beim kurzen Aufsehen einen Blick auf mein eigenes Gesicht im Spiegel. Ich trug mein Haar ebenfalls hochgesteckt, dazu Perlenohrringe und eine große goldene Kette – mein Eyecatcher, der sagte: immer schön hier oben bleiben mit den Blicken! Ich hoffte, das gelang gerade auch meinem Kameramann, und er fing mich größtenteils von der Taille aufwärts ein, wie wir das im Vorhinein besprochen hatten. »Ich bin aber auch sehr nervös«, gab ich mit einem Lächeln zu und richtete dann wieder die Augen auf den Hinterkopf meines Modells. Ich hatte mir vorher keinen genauen Plan gemacht, was ich ihr stecken würde, sondern improvisierte einfach.

»Und was sagst du?«, sprach der Regisseur jetzt die Mitarbeiterin an, die vor mir auf dem Stuhl saß und sogar meinen YouTube-Kanal kannte. »Wie macht sich Kati?«

»Ich habe noch nie eine talentiertere 16-Jährige gesehen«, sagte sie ehrlich von der Brust weg. »Ich habe ihr sogar schon angeboten, sie für den Laden zu werben.«

Diese positive Einschätzung tat mir total gut. Seit ich mit der Arbeit an ihrer Frisur begonnen hatte, war ich zwar körperlich voll bei der Sache – meine Hände steckten, drehten und teilten im Akkord Strähnen ab –, doch im Hinterkopf tummelten sich immer noch meine Komplexe. Immer wieder machte ich mir Gedanken über mein Outfit und wie es bei den Zuschauern wohl ankommen würde. Bestimmt würden sich alle denken: Wieso hat sie diese hässliche Strumpfhose unter das Kleid gezogen? Die passt doch gar nicht dazu! Oh Mann!

»Aus meiner Sicht sieht das auch wirklich schon sehr, sehr gut aus«, sagte mein Modell weiter. »Von Nervosität keine Spur.«

»Das ist gut, dann kann ich sie gut verstecken«, gab ich lachend zu und war erleichtert, zu hören, dass man mir meinen inneren Kampf nicht anmerkte. Ich steckte noch die letzten Strähnen weg, und dann war ich auch schon fertig. Nun stand das Urteil des Meisters an! Udo kam zu uns und betrachtete mein Werk ausgiebig von allen Seiten.

»Ich würde dich einstellen!«, sagte er schließlich, und mein Herz hüpfte. Für einen kleinen Moment vergaß ich meine Selbstzweifel.

Rückblickend fällt mir auf, dass ich so viele aufregende, schöne und wertvolle Momente gar nicht richtig auskosten konnte, weil ich mit meiner Aufmerksamkeit immer bei meinen Beinen war, statt den Augenblick zu genießen.

Zurück aus Berlin sah das Ding mit den Selbstzweifeln schon wieder ganz anders aus. Ich war zwar sehr zufrieden mit den Aufnahmen von dem Styling in Udos Salon, denn ich wirkte darin tatsächlich recht entspannt und sympathisch, doch das Intro bereitete mir echt Bauchschmerzen. Die Anmoderation strotzte vor Unsicherheit, und die Ganzkörperaufnahme war im Endeffekt nicht wegen meiner Figur oder der Strumpfhose, die so gnadenlos den Stil crashte, katastrophal, sondern vor allem wegen meines Gesichtsausdrucks. Sollte ich diese Aufnahme verwenden oder nicht?

Ich zeigte die Mitschnitte meiner Freundin Marie, die sie überhaupt nicht so schlimm fand wie ich. Auch meinen Brüdern und meinen Eltern spielte ich den Ausschnitt vor, um deren Meinung einzuholen. Keiner teilte meinen kritischen Blick auf mich selbst. Meine Eltern fanden mich toll, wie Eltern das eben im Normalfall tun, und meine Brüder waren jetzt nicht unbedingt Fashion-Kenner. Nachdem ich tausendmal das Für und Wider abgewogen hatte, entschied ich mich dazu, die Ganzkörperaufnahme mit in das Video zu schneiden. Irgendwie gehörte es dazu, als YouTuber das #ootd (Outfit of the Day) zu präsentieren. Vielleicht tat ich es auch ein bisschen aus dem Grund, weil ich mir dachte, ich könnte es auf Dauer ja eh nicht vermeiden, mich so zu zeigen, wie ich nun mal war. Oder sollte ich bis in alle Zukunft immer nur die Hälfte von mir filmen? Im echten Leben ging das ja auch nicht, und meine Freunde und meine

Familie mochten mich trotzdem, egal wie dick meine Beine waren. Letztendlich war es also ein Anflug von Mut, der mir dabei half, mich zum ersten Mal in meiner einjährigen YouTuber-Laufbahn in Ganzkörperaufnahme zu zeigen.

Und dann passierte das, was ich bisher durch bewusst gewählte Bildausschnitte zu vermeiden gewusst hatte: Meine Beine wurden öffentlich thematisiert. Nachdem ich nämlich das Video online gestellt hatte, schrieb eine Userin:

> Oh, ich wusste gar nicht, dass du etwas breitere Oberschenkel hast! Du siehst sonst immer so schlank aus in deinen Videos! Finde gut, dass du dich zeigst, wie du bist, und dich wohlfühlst in deinem Körper.

Autsch! Von außen so beurteilt zu werden, tat noch mal anders weh als die Kritik, die ich mir selbst andauernd um die Ohren schleuderte. Und von »wohlfühlen in meinem Körper« war ich ja nun echt meilenweit entfernt! Ich wusste zwar, dass das Mädchen es eigentlich nett gemeint hatte und mir gut zusprechen wollte, trotzdem stach die Kernaussage ihres Kommentars wie ein scharfes Messer in meine Brust: *Deine Beine sind auffällig kräftig! Ja, das ist zu erkennen!*

Katharina, 27 Jahre, Betroffene:
»Mein Lipödem kam mit der Pubertät. Ich war auch davor schon immer etwas stämmiger gewesen als die anderen Kinder, aber von da an wurde es extrem unproportional. Erklären konnten meine Familie und ich uns das nicht richtig. Mein Umfeld meinte immer: ›Du isst kaum was und nimmst trotzdem zu.‹ Blaue

Flecke an Armen und Beinen gehören ebenso seit meiner frühen Jugend zu meinem Körper, genauso wie eine schlechte Durchblutung der Extremitäten, weshalb ich schon früher immer lange Kleidung trug, wenn andere ärmellos herumliefen. Ich war auch schon immer sehr druck- beziehungsweise berührungsempfindlich und hatte oft unerklärliche Schmerzen wie zum Beispiel dieses typische Brennen in Armen und Beinen. Meine Arme konnte ich wirklich nur wenige Sekunden nach oben ausstrecken, dann war der Schmerz unerträglich. Die anderen dachten immer, das käme vom ›Dicksein‹, und somit stuften ich und meine Familie diese seltsamen Empfindungen als ›normal‹ ein.

Die Blicke mancher Menschen, vor allem jener, die ich neu kennenlernte, spürte ich am ganzen Körper – sie waren einfach nur verletzend. Als Folge bekam ich Angst vor dem Essen.

In meiner Jugend war ich wegen meiner Gewichtsprobleme beim Endokrinologen und bei der Ernährungsberatung. Die Ernährungsberaterin meinte zu mir, es würde sich um eine Veranlagung handeln, ganz nach dem Motto: ›Du nimmst schon zu, wenn du nur an einer Bäckerei vorbeiläufst.‹ Von meinem damaligen Hausarzt wurde ich immer nur als Simulantin und ›heimliche Esserin‹ betitelt. Ich fühlte mich wirklich immer unverstanden und dumm.

2014 rutschte ich in ein extrem ungesundes Essverhalten hinein. Ich hatte mich zuvor viel mit dem Thema Kalorienzählen beschäftigt. Als ich irgendwann kein Gramm mehr abnahm, fing ich an, erst dann wieder zu essen, wenn ich die für die vorgesehene Mahlzeit benötigten Kalorien bereits verbraucht hatte (beispielsweise durch eine sportliche Aktivität vorab). Damit nahm ich zwar insgesamt einiges ab (jedoch nicht übermäßig an meinen Hauptproblemzonen), war aber ständig schlecht gelaunt, hatte kaum Kraft und kaum ein funktionierendes Sozialleben mehr. Als ich dann wieder anfing, ›normal‹ zu essen, weil meine Proportionen immer unförmiger wurden und ich mich dadurch noch unwohler fühlte, erlitt ich den größten Lipödem-Schub bisher, und die Schmerzen in meinen Beinen wurden fast unerträglich. Nach der Arbeit schaffte ich es oftmals nicht mal von der Couch ins Bett und schlief oft nächtelang auf dem Sofa.

Meine Mutter hatte zu dieser Zeit immer mal wieder Berichte über das Lipödem im Fernsehen gesehen und das Thema an mich herangetragen. Doch ich wollte davon nichts hören, weil ich mich nicht im ›klassischen‹ Sinn krank fühlte. Schließlich stieß ich aber bei Instagram auf die vom Lipödem betroffene Influencerin Myra Snöflinga und nahm dann den Mut zusammen, zum Arzt zu gehen. Ich wollte eine Überweisung zum Lymphologen. Fahrlässigerweise ging ich zum selben Hausarzt, der mich in meiner Jugend schon als ›heimliche Esserin‹ bezeichnet hatte, und bekam Folgendes von ihm zu hören: ›Ah ja, haben wir jetzt also die Ausrede gefunden, um fressen zu können.‹ Ab diesem Moment war für mich klar: Dieser Arzt sieht mich nie wieder! Ich wechselte umgehend zu einem neuen Hausarzt und fand in diesem endlich einen Ansprechpartner, der mich ernst nahm und mir helfen wollte. Nach bestem Wissen und Gewissen überwies er mich an eine Lymphologin in Speyer, die mir die Diagnose Lipödem zwar ohne Umschweife stellte und mich in Stadium III einstufte, von einer OP aber nichts hielt. Stattdessen sagte sie mir: ›Sie werden immer dick sein, finden Sie sich damit ab!‹ Von meinen sportlichen Aktivitäten (Kraftsport, Zumba und Schwimmen) war sie absolut nicht begeistert und empfahl mir, mich stattdessen erst mal auf meine Ernährung zu konzentrieren. Wirklich beraten in diese Richtung konnte sie mich allerdings nicht.«

Schön, schöner, am schönsten

Fame, famer, am famsten

2014

Seit ich mich erinnern kann, hatte ich ein gestörtes Verhältnis zum Essen. Bei mir war nie Magersucht oder Fettleibigkeit diagnostiziert worden, auch litt ich nicht an Bulimie, allerdings drehten sich meine Gedanken trotzdem sehr oft darum, wann ich die nächste Mahlzeit zu mir nehmen würde, vor wem, wie groß die Portion sein dürfte und wie ich mich dabei oder danach fühlen würde. Je größer mein YouTube-Kanal wurde – im ersten Jahr erreichte ich 19.000 Abonnenten, im zweiten Jahr schon 200.000 –, desto interessanter wurde ich für Influencer-Netzwerke und Werbepartner. Das war einerseits natürlich megacool, denn so kam meine Karriere ins Rollen und ich in Kontakt mit anderen Gleichgesinnten, die meine Leidenschaft teilten und vor denselben Herausforderungen standen wie ich. Mit dem Erfolg wuchs andererseits aber auch der Druck, der auf mir lastete, mit all den schönen und schlanken Mädchen in dem Business mithalten zu müssen. Damals war Diversity noch nicht so angesagt wie heute, und die Girls, die Werbeverträge mit Fashion- und Kosmetiklabels bekamen, waren durch die Bank weg klassische Schönheiten mit Modelmaßen.

Klar also, dass ich meine Problemzone noch kritischer betrachtete und noch mehr darauf achtete, was ich aß – oder eben was nicht. Wochenlang schleppte ich einen abartigen Abnehmfraß zum Frühstück mit in die Schule. Dafür kam ein rohes Ei vermischt mit gemahlenen Mandeln in die Mikrowelle und wurde für mich zum Brotersatz, belegt mit einer mageren Scheibe Putenbrust. Lecker war anders, aber Hauptsache, kalorienarm! Ich erinnere mich noch gut daran, wie ich jeden Morgen auf dem roten Sofa saß, das im Flur vor meinem Klassenzimmer stand, und mir dieses ekelhafte Frühstück reinzog, während ich darauf wartete, dass die anderen kamen. Ich war immer schon superfrüh in der Schule, weil mein Bus so unpraktische Fahrtzeiten hatte, und hatte deswegen viel Zeit, mich der kalorienarmen Eierpampe zu widmen.

Zusätzlich zu den Sportarten, die ich zum Spaß machte, wie dem Tanzen und Reiten – das ich wegen des hohen Fun Factors übrigens gar nicht als Sport wahrnahm –, packte ich jetzt auch noch ein strenges Training obendrauf, von dem ich mir eine Gewichtsabnahme und eine Straffung meiner Beine erhoffte. Ich fing mit Joggen an – jeden zweiten Tag. Dabei lief ich immer in Intervallen. Zwei Minuten joggen, eine Minute laufen. In der Woche darauf erhöhte ich dann auf drei Minuten und so weiter. Zusätzlich zog ich mir auch verschiedene YouTube-Kanäle rein, die Work-outs präsentierten. Zum Beispiel *Blogilates* von Cassey Ho, die mit Videos wie »Thighs inside out« und »Thighs 50 Ways« schlanke, muskulöse Beine mit nur 15 Minuten Training am Tag versprach.

Allerdings unternahm ich all die Maßnahmen, um meine kräftigen Beine zu verschlanken und in Form zu bringen, immer noch total wahllos, ohne wirklich zu wissen, was ich da tat oder wie effektiv es tatsächlich war. Ein bisschen verlor ich zwar an Gesamtgewicht, wenn ich die Kalorienzufuhr reduzierte und mehr Bewegung in meinen Tagesablauf einbaute, aber an meinen Beinen veränderte sich nichts, und dieses nervige Ungleichgewicht zwischen Ober- und Unterkörper wurde ich auch nicht los.

Vor allem wenn Veranstaltungen wie zum Beispiel der VideoDay, Blogger-Events von Kosmetikmarken wie Essence und Maybelline oder Workshops innerhalb des YouTube-Netzwerks[2] anstanden, bedeutete das für mich ein ständiges Jonglieren: Was zieh ich an? Wie verstecke ich dieses Mal wieder meine Beine? Als modebewusstes Mädchen will man ja auch nicht immer in (locker sitzenden) Hosen antanzen, sondern hübsche Kleider und Röcke tragen wie die anderen Girls. Zu meiner Teenagerzeit waren bodenlange Röcke und Kleider leider nicht so trendy wie heute. Die Schnitte waren eher kurz und knapp. Mein klassisches Kati-Wohlfühl-Outfit waren Skaterröcke, die an der Taille schmal geschnitten und an den Oberschenkeln leicht ausgestellt waren, kombiniert mit einem minimal bauchfreien Top. Ich wählte grundsätzlich Kleidung, die mir schmeichelte, meinen schlanken Oberkörper betonte und meine Problemzonen bestmöglich versteckte. Kleider, die tailliert geschnitten waren und wenigstens bis über die Mitte der Oberschenkel gingen, funktionierten gerade noch so für mich. Dazu trug ich Stiefeletten, um die Beine etwas zu strecken, und grundsätzlich eine schwarze (höchstens leicht transparente) Strumpfhose. Ein Kati-Must-have waren außerdem Accessoires wie auffällige Ketten, damit im Bereich des Oberkörpers ein zusätzlicher Eyecatcher lag.

---

2 YouTube-Netzwerke sind Organisationen, die wie eine Art Management für YouTuber fungieren. Sie nehmen Kanäle unter Vertrag und betreuen dann sozusagen die Entwicklung und Karriere dieses Kanals beziehungsweise YouTubers. In diesem Sinne werden beispielsweise Workshops zu Themen wie »Kanal-Optimierung« organisiert oder Aktionen ins Leben gerufen, an denen mehrere YouTuber gemeinsam teilnehmen können, um so durch gegenseitiges Verlinken und Empfehlen Wachstum für ihre unterschiedlichen Kanäle zu generieren.

Mit jeder Veranstaltung, die ich besuchte, und den Kontakten, die ich dabei knüpfte, erweiterte sich mein Netzwerk, und ich rutschte immer tiefer in die YouTuber-Szene hinein. Ich war gerade mal 17 Jahre alt, als ich das erste Mal von Maybelline zu einem Blogger-Event im Rahmen der Berlin Fashion Week eingeladen wurde. Damals bekam ich dafür noch kein Geld, sondern mir wurde lediglich die Reise spendiert – und ich bekam eben die Möglichkeit, überhaupt dabei zu sein bei diesem Event, um auf meinem Kanal von der Show und dem Trubel hinter den Kulissen zu berichten. Wow! Ich, das Mädchen vom Dorf?! Ich konnte das damals kaum fassen! Was hatte ich da zu suchen? Zwischen all den riesigen YouTubern, Models, Designern, bekannten Stylisten aus dem Fernsehen und wer sonst so Rang und Namen hatte?!

Das Gute war, dass ich nicht allein zur Fashion Week fuhr, sondern zusammen mit anderen YouTubern und Bloggern. Maybelline hatte für unsere Gruppe alles super durchorganisiert. Sobald ich aus dem Flieger stieg, brachte mich ein Shuttle in das Hotel, in dem alle Blogger untergebracht waren, und im Anschluss daran ging es für uns gemeinsam zur Veranstaltung. Mit meinem Selfiestick ausgerüstet, filmte ich mich auf Schritt und Tritt, und soweit ich mich selbst im Bildausschnitt beobachten konnte, gefiel ich mir gut in meinem weißen Sommerkleid mit halben Ärmeln. Mein Haar hatte ich am Stirnansatz entlang zu einem Seitenzopf geflochten, der mir locker über die Schulter fiel. Dazu trug ich eine wuchtige goldene Kette, die wie immer schrie: Aufgepasst, hier oben spielt die Musik!

Mittlerweile war ich routinierter im Sprechen vor der Kamera geworden, und daher plauderte ich gut gelaunt drauflos, selbst dann, wenn ich nicht sofort die Namen sämtlicher Promis um mich herum parat hatte. Es war schon verrückt, auf derselben Veranstaltung wie Bar Refaeli zu sein und zu sehen, wie – während die großen Kameras der Weltpresse sich um das bekannte Model rissen – die

Handykameras der Leute unserer Generation meinen Kollegen und mir Beachtung schenkten. Dieser Kontrast faszinierte mich sehr. Von den Erwachsenen kannte uns natürlich niemand. Doch das jüngere Publikum schaute unsere Videos auf YouTube. Und genau dafür filmte ich Boris Entrup jetzt im Backstagebereich von Maybelline beim Schminken und interviewte dabei auch gleich noch einige Models.

»Puh, hier sind alle ziemlich dünn«, nuschelte ich in die Kamera, als ich gerade mal außer Hörweite der Models war. »Da kann man ja Komplexe kriegen.« Mein Mund verzog sich zu einem betretenen Grinsen in die Selfie-Kamera, und wie immer hoffte ich inständig, dass bloß niemand auf meine Beine schaute. Denn standardmäßig trug ich unter meinem kurzen Sommerkleid auch heute wieder meine Versteck-mich-Strumpfhose in tiefstem Schwarz. Hautfarbe hätte natürlich viel besser zu meinem weißen Outfit gepasst, vor allem im Hochsommer, aber eine transparente Strumpfhose ging einfach mal gar nicht! Nur blickdicht war mein Freund – und dafür nahm ich auch in Kauf, mich halb totzuschwitzen. Die Hitze staute sich in meinen Schuhen, wo meine Füße vom vielen Stehen und Laufen in den hohen Absätzen angeschwollen waren und schmerzten. Die Strumpfhosennähte rieben und drückten so doll, dass ich Blasen hatte, als ich am frühen Abend wieder in meinem Hotelzimmer ankam. Dort blieb mir allerdings nicht viel Zeit zum Ausruhen. Nach einer kurzen Dusche wechselte ich mein Kleid und zog eine frische schwarze Strumpfhose über. Ich hatte zur Sicherheit immer mehrere dabei und deckte mich bei Rossmann regelmäßig mit Nachschub ein.

Zumindest fühlte ich mich jetzt nicht mehr so verschwitzt, auch wenn mir die Füße noch immer höllisch wehtaten. Aber Jammern half nichts, denn ich musste weiter zum Dinner mit der Gruppe. Zusammen mit den Organisatoren und den anderen Bloggern waren wir mindestens zwanzig Leute am Tisch in dem Grillhouse, in dem das Abendessen stattfand. Ich war eigentlich ganz happy damit, relativ weit am Rand zu sitzen und somit weniger im Fokus zu sein, denn Essen gemeinsam mit anderen war ja eh nicht so mein Ding, schon gar nicht, wenn ich mir die Mädchen um mich herum anschaute. Sie waren alle eher schmal, manche sogar recht zierlich, und ich hatte nicht das Gefühl, dass sie genau wie ich die ganze Zeit den Bauch einzogen. Auch trug keine von ihnen eine blickdichte Strumpfhose. Alle hatten luftige, hübsche Sommerkleidung an und schienen sich total wohl in ihrer Haut und ihren Outfits zu fühlen. Natürlich konnte ich niemandem in den Kopf hineinschauen, und es war nur eine Vermutung, aber es kam mir so vor, als sei ich die Einzige am Tisch mit einer Problemzone. Die anderen Mädels waren alle wahnsinnig lieb, und wir verstanden uns super, trotzdem war ich während des Essens nicht ganz ich und hielt mich stark zurück, mir nicht die Kati-Portion reinzuziehen, wie ich es zu Hause am Esstisch gern tat. Statt eines Burgers mit Pommes bestellte ich mir einen Salat. So wie die anderen eben auch.

Als Bloggerin auf die Berlin Fashion Week zu fahren und von jungen Leuten, die meinen YouTube-Kanal schauten, erkannt zu werden, war natürlich wahnsinnig spannend. Mir war bewusst, dass nicht viele Menschen die Chance bekamen, ein solches Leben zu führen und bei Events von Köln bis nach Berlin dabei zu sein. Das alles war für mich ein riesiges Abenteuer, und ich hatte Unmengen Spaß dabei, mit den anderen Bloggern und YouTubern unterwegs zu sein. Es brannten sich allerdings auch viele Eindrücke ein, die mich daheim noch lange beschäftigten: die sehr dünnen Models, die schönen Kolleginnen, die meiner

Meinung nach grundsätzlich hübscher und sowieso viel schlanker waren als ich. So sehr ich mich auch bemühte, vor der Kamera immer ein Lächeln aufzulegen – innerlich war ich nicht immer so happy, wie ich nach außen wirkte.

Die Themen »Schönheit«, »Schlanksein«, »Sport und Ernährung« waren in dieser Branche allgegenwärtig. Jeder bearbeitete seine Fotos und Videos. Hellere Zähne, ebenmäßigere Haut, ein Muttermal weg, ein paar Sommersprossen dazu – wer Photoshop oder Facetune beherrschte, konnte Gott spielen. Jeder Makel, jedes überflüssige Kilo ließ sich wegretuschieren, wenn man das wollte. So krass habe ich meine Videos allerdings nie bearbeitet. Wie bereits erwähnt, setzte aber natürlich auch ich mich vorteilhaft in Szene.

Oft wurde auch darüber geredet, wer welche Sportart machte und wie oft in der Woche oder wie viele Stunden am Tag man trainierte. Wer ernährte sich auf welche Weise? Welche waren die erlaubten und welche die verbotenen Lebensmittel? Welche Diät war gerade angesagt? Jedes Mädchen hatte da so seine eigene Methode, wie es am besten den Hunger »austricksen« konnte. Erschreckenderweise gab es sogar Foren im Internet, in denen sich Menschen mit Essstörungen darüber austauschten, wie sie sich auf ihr anvisiertes Gewichtsminimum herunterhungern konnten. Durch Gespräche mit anderen und die Beobachtungen, die man in dieser Branche machte, konnte man leicht in diesen Teufelskreis hineinrutschen, ohne es zu merken. Irgendwann zählte nur noch, dass man mit der Konkurrenz mithalten konnte, besonders als die Marken, die Kooperationspartner suchten, größer und die Jobs damit begehrter wurden.

Eine Zeit lang orientierte ich mich an – oftmals befreundeten – Kolleginnen, die mitunter magersüchtig waren – was ich allerdings erst Jahre später herausbekam. Um möglichst schlank zu sein, achteten sie verbissen auf ihre Ernährung, nahmen so wenige Kalorien wie möglich zu sich und trainierten parallel dazu wie Extremsportlerinnen. Und was machte ich? Ich dachte mir, ich müsste genauso sein! Also versuchte ich wieder, nur noch Low-Calorie zu essen. Zum Abendbrot setzte ich mich daheim mit meinem Salatteller an den Tisch, während meine Familie sich die üblichen Leckereien reinzog. Manchmal ließ ich das gemeinsame Essen zu Hause sogar ganz ausfallen und verspeiste stattdessen einen Rohkostteller in meinem Zimmer, weil ich es nicht aushielt, den anderen dabei zuzusehen, wie sie sich Nudeln und Hackbraten reinschaufelten.

Silvi Carlsson (@silvicarlsson), 29 Jahre, Betroffene:
»Ich habe nie verstanden, warum ich oben dünn und unten kräftig war. Das passte für mich nicht zusammen und fühlte sich an, als hätte man zwei fremde Körper aufeinandergesteckt. Beim Hosenkauf zeigte sich das ganz besonders schlimm: Mir passte vorn und hinten nichts! Das absolute Horrorszenario waren zudem Schwimmbad- und Seetage. Im Prinzip immer die Momente, wenn ich meinen Körper nicht kaschieren konnte. Ich tat mich vor allem auch deshalb so schwer damit, meine Figur anzunehmen, weil ich niemanden in meinem Freundeskreis hatte, der auch so aussah und dasselbe Problem hatte. Social Media gab es ja noch nicht, als ich in der Pubertät war, und somit war ich immer die Einzige, die anders war. Dieses Anderssein war das Schwierigste an der Sache. Ich wollte doch nur ganz normale

Beine haben! Darum versuchte ich auch, gezielt an dieser einen Stelle abzunehmen. Ich machte endlos viele Diäten, aber nichts veränderte meine Problemzone.

Die Beleidigung, die übrigens bei mir das Fass zum Überlaufen brachte, war, dass mich jemand ›Büffelhüfte‹ nannte!«

Zielscheibe Social Media

Die Sache mit dem Bodyshaming im Internet

2015

Da ich in meinem Buch ja vor allem über das Lipödem sprechen möchte und nicht darüber, wie man zum Influencer wird, tun wir jetzt einfach mal so, als würden wir uns ein Making-of zu *Domino-Kati* ansehen – oder wie es früher auf meinem YouTube-Kanal eine Weile lang zu jedem Geburtstag von *DominoKati* Tradition war: »Das Beste aus drei Jahren DominoKati«. Es ist einfach so, dass ich meine persönliche Geschichte mit dem Lipödem nicht erzählen kann, ohne auch auf die Hintergründe meines Lebens einzugehen. Und das spielte sich mittlerweile nun mal zu großen Teilen online, in der Welt der Influencer, ab.

Inzwischen war mein YouTube-Kanal *DominoKati* auf eine halbe Million Abonnenten angewachsen, und ich hatte zusätzlich einen weiteren Kanal – *Katistrophe* –, der bereits 100.000 Follower hatte. Während ich auf meinem ersten Channel die klassischen YouTube-Videos präsentierte, zum Beispiel Frisurentutorials, Morning oder Evening Routines, Rezepte, Do-it-yourselfs oder Hauls, in denen ich meine Shopping-Ausbeute präsentierte, war *Katistrophe* ein reiner Vlog – also ein Follow-me-around-Format, das meinen Tagesablauf oder mich auf bestimmten Events zeigte, so wie man das heute von sämtlichen Influencern kennt.

In der Zeit vor dem Abitur hatte ich bereits meine eigenen Meet and Greets auf verschiedenen Conventions wie den VideoDays, war als Vloggerin beim *GNTM*-Finale dabei, moderierte die Radio Disney Music Awards und unternahm meinen ersten Walk über einen roten Teppich beim Webvideopreis Deutschland. Ich durfte außerdem die Teilnehmer und Juroren im Backstagebereich von *The Voice of Germany* für meinen Vlog begleiten und hatte namhafte Kosmetikmarken wie zum Beispiel Rexona als Kooperationspartner für meine YouTube-Videos gewonnen.

Warum erzähle ich das alles? Zum einen, weil es zu meinem Leben gehört, und zum anderen, weil ich an dieser Stelle in meinem Buch einem wichtigen Thema Aufmerksamkeit schenken möchte: Bodyshaming. Gerade in Zeiten von Social Media hat Mobbing nämlich noch mal eine andere Reichweite bekommen. Was das genau heißt? Dass Menschen, die uns sonst auf der Straße oder anderweitig im Leben vielleicht nie begegnet wären, im Web die Möglichkeit bekommen, uns zu beurteilen oder gar anzugreifen.

Je mehr Menschen meine Videos ansahen, desto mehr nahm selbstverständlich auch die Anzahl der Kommentare unter meinen Beiträgen zu – und darunter waren nicht immer nur ermutigende Worte und Komplimente.

Deine Beine sind voll fett!

Wenn ich du wäre, würde ich mir keinen kurzen Rock anziehen!

Solche Sätze – »Du hast fette Beine!« – setzten sich damals in mir fest und wogen zehnmal schwerer als Tausende freundliche Kommentare zusammen. Sie machten mein Verlangen danach, endlich abzunehmen und eine »normale« Figur zu haben, noch stärker.

Denn ein dickes Fell, wie man es in diesem Business braucht, um über solchen Beleidigungen drüberzustehen, hatte ich damals keinesfalls, zumindest noch nicht. Ich erinnere mich noch gut, wie es sich anfühlte, als ich zum ersten Mal in einem Kommentar ganz direkt von jemandem »fett« genannt wurde. Das war wie ein Schlag ins Gesicht – mit einem Baseballschläger! Bam! Fett! Bam! Fett! Fett, fett, fett! Bam, bam, bam! Minutenlang fühlte ich mich wie gelähmt und war nicht in der Lage, auf diese Unverschämtheit zu reagieren. Nur in meinem Kopf spielten sich verschiedene »Lösungen« ab: den Kommentar schnell löschen! Den User blockieren! Den User zur Sau machen! Oder einfach drüberstehen?! Am Ende meines Gedankenstrudels tat ich schließlich etwas komplett anderes. Ich machte einen Screenshot von dem fiesen Kommentar und schickte ihn an meine Freunde, ohne genau zu wissen, was ich mir davon eigentlich erhoffte. Hilfe, Trost oder Verbündete zum Aufregen? Alles auf einmal wahrscheinlich!

»Schaut mal, wie hart!«, schrieb ich in die WhatsApp-Gruppe meiner Mädels. Obwohl in diesem Chat nur meine drei engsten Freundinnen waren, war mir das schon total peinlich. Für einen kurzen Moment überlegte ich, das Foto doch wieder zu löschen, aber da antwortete schon die erste: »Was für ein Vollpfosten war das bitte? Wo hat der kommentiert? Dem geb ich!« Und während Freundin Nummer zwei tippte, klingelte auch schon mein Telefon, und die dritte war dran:

»Bist du okay?«, fragte sie, und ich gab zu:

»Na ja, es geht so. Ist mir halt voll unangenehm. Das lesen ja auch so viele andere ...«

»Dann lösch es doch!«, schlug sie vor.

»Ja, das mach ich vielleicht sogar.«

Während wir sprachen, scrollte ich durch die Kommentare unter meinem neuesten Video auf der Suche nach dem betreffenden

Vollpfosten. Ich musste eine Weile suchen, bis ich die gemeine Aussage wiederfand. In der Zwischenzeit hatte meine Community sie nämlich unter einem Shitstorm begraben.

Du hast fette Beine!

Und du ein dünnes Gehirn!

Es tat richtig gut, zu spüren, dass sich meine lieben Fans da draußen schützend vor mich stellten. Meiner Freundin, die immer noch am Telefon war, las ich vor, was meine Follower so zu meiner Verteidigung kommentiert hatten, und mit jedem Wort der Rückendeckung, das ich in den Hörer sprach, ging es mir ein klein wenig besser.

Sarah, 29 Jahre, Betroffene:
»Mit Bodyshaming hatte ich gleich am Anfang zu kämpfen, als mein Körper anfing, sich sehr stark zu verändern. Sogenannte Freunde von früher sagten zu mir, sie wollten draußen nicht mehr mit mir gesehen werden, weil sie sich für mich schämten. Was sollten die Leute denn von ihnen denken, wenn sie uns zusammen sahen ... Einige von ihnen fingen plötzlich damit an, die Straßenseite zu wechseln, wenn sie mir draußen über den Weg liefen.

Das hat damals mehr an meinem Selbstbewusstsein gekratzt als die Diagnose Lipödem selbst. Eine Zeit lang traute ich mich kaum unter Menschen, weil ich Angst hatte, sie würden mich anstarren und schlecht über mich reden. Ich fand mich damals von Kopf bis Fuß unansehnlich und hasste mein Spiegelbild sehr.

Natürlich kommen heute noch doofe Blicke und auch sehr gemeine Kommentare, aber mittlerweile stehe ich da drüber.«

Über die Jahre habe ich meine eigene Art entwickelt, mit feindseligen und beleidigenden Kommentaren umzugehen. »Kill 'em with Humor«, lautet meine Devise, und die meisten meiner Follower haben diese Taktik auch übernommen. Sie sind sozusagen mit mir gewachsen.

Einmal schrieb ein recht junger User unter eines meiner Videos: »Nichts gegen dich, aber du siehst echt dick aus.«

Ich antwortete darauf einfach nur: »Nichts gegen dich, aber Anstand und Respekt vor anderen müssen dir deine Eltern noch beibringen.«

Meistens bleibt es von meiner Seite aus bei einer kurzen Reaktion auf solche unnötigen Äußerungen. Es kommt auch oft vor, dass ich überhaupt nichts zu einem niveaulosen Kommentar sage, weil meine Community schon hitzig dabei ist, mich zu verteidigen. Manchmal schreite ich dann höchstens noch als Streitschlichterin ein, wenn es doch mal zu sehr unter die Gürtellinie geht. Egal von welcher Seite.

Beleidigungen, die auf mein Äußeres abzielen, wie »Du siehst scheiße aus!« oder »Deine Frisur ist hässlich!« sind weiterhin Kommentare, mit denen ich leben muss, die mich aber mittlerweile nicht mehr aus der Bahn werfen. Jemand könnte schreiben: »Deine Nase ist hässlich!« Damit hätte ich kein Problem. Die fiesen Kommentare schmerzen nur, wenn sie einen wunden Punkt bei mir treffen. Und früher waren meine Beine eben genau diese wunde Stelle. Das heißt: Wenn jemand sie erwähnte, traf er mit dieser Aussage garantiert ins Schwarze.

Übrigens trifft mich Kritik auch in anderen Bereichen, wenn etwas Wahres dran ist. Poste ich beispielsweise ein Video, das ich stressbedingt nur halbherzig produziert habe, wurmt mich eine

Aussage wie: »Na, dieses Video hättest du dir ja auch sparen können!« Und zwar weil ich eine Perfektionistin bin und die Kritik in einem solchen Fall nachvollziehen kann.

Im Netz äußern die Menschen ganz allgemein schnell auf unschöne und rücksichtslose Weise ihre diversen Ansichten. Meistens kommen die heftigen Kommentare übrigens von Usern, die mich überhaupt nicht kennen und nur zufällig über meine Videos bei YouTube gestolpert sind, zum Beispiel weil ihnen eins davon auf der Plattform in den Trends vorgeschlagen wurde. Diese Leute beurteilen meinen Content und mein Bildmaterial dann total ohne Hintergrundwissen. Sie sehen zum Beispiel ein Video, in dem ich über mein Lipödem und dessen Entwicklung spreche und meine Beine zeige, und hauen einfach so ein »Iiih! Ekelhaft!« und ähnliche Reaktionen in die Kommentare. Zu neunzig Prozent sind es übrigens Männer, die ausfallend werden und meine Beiträge mit oberflächlichen Äußerungen wie »fett« und »widerlich« beurteilen.

The Shit they say:

Eine Sammlung von Bodyshaming-Kommentaren der Lipödem-Betroffenen aus meiner Community:

»Die Fettwalze kommt!«

»Du siehst aus wie eine Presswurst!«

»Hast du mal drüber nachgedacht,
dass es andere ekelt, dich im Badeanzug
zu sehen?«

»Dein Oberkörper sieht eigentlich ganz gut
aus, aber deine Beine gehen gar nicht!
Wie ein Elefant!«

»Boah, hast du krass Cellulite!
Tu mal was dagegen!«

»Bald passt du nicht mehr in die Kamera!«

»Deine Beine sehen aus wie
Baumstämme!«

»Bei dir braucht es ja einen Mehlsack,
um die feuchte Stelle zu finden!«

»Und? Rollst du demnächst
über die Straße?«

»Mit deinem Arsch kann man ja
Häuser einreißen!«

»Bei dir ist auch alles von oben nach
unten gerutscht!«

»Oben hui, unten pfui!«

»Je größer der Arsch, desto größer der Spaß!
Aber du bist mir fast zu lustig!«

»Du hast ja ein hübsches Gesicht,
aber deine Beine sind sauhässlich!«

Als Creator bei YouTube kann man eine sogenannte Blacklist erstellen. Das ist eine Liste, auf die man bestimmte Wörter setzt, die man nicht in den Kommentaren unter seinen Videos finden will. Der Algorithmus filtert beleidigende oder unangebrachte Inhalte dann automatisch raus, und ein Kommentar, der eines der »verbotenen« Wörter enthält, wird gar nicht erst veröffentlicht. Ich setzte damals als Reaktion auf die Beleidigungen beispielsweise »dick« und »fett« auf meine Blacklist. Die herausgefilterten Kommentare werden mir seitdem gesondert angezeigt und müssen gezielt von mir freigegeben werden – was ich natürlich nicht tue. Ehrlich gesagt schaue ich mir diese Liste nicht mal an, weil ich mich nicht damit belasten will. Ich blockiere auch manche Nutzer, wenn sie mich wiederholt beleidigen oder mich zuspammen.

Heute trifft mich die Meinung anderer nicht mehr so sehr, weil ich mit mir und meinem Körper im Reinen bin. Generell habe ich in den letzten Jahren gelernt, mich von anderen nicht mehr so verrückt machen zu lassen. Ich diskutiere auch nicht mehr mit Menschen, die überhaupt nicht offen für eine andere Meinung sind und vorschnell oberflächliche Urteile über andere fällen, ohne über deren Leben oder Hintergrund Bescheid zu wissen.

Einmal hat sich eine Frau unter einem Beitrag darüber aufgeregt, dass ich so viel »Denglisch« spreche und die deutsche Sprache dadurch verunstalte. Ich habe ihr erklärt, woher das bei mir kommt – durch meinen Auslandsaufenthalt in den USA (davon später mehr), durch die Social-Media-Welt, in der viele Begriffe amerikanisiert werden, und weil ich mich generell viel mit der Sprache auseinandersetze und englischen Content konsumiere. Als sie irgendwann von ihrem »Wieso versauen alle die deutsche Sprache?« in eine komplett gesellschaftskritische Diskussion abdriftete, stieg ich einfach aus der Unterhaltung aus. Ich kann und will mich nicht für alles rechtfertigen.

Im Leben außerhalb des Internets habe ich glücklicherweise nie offene, bösartige Anfeindungen ertragen müssen, die sich auf meine Beine oder meine Figur im Allgemeinen bezogen. Wie schon erwähnt, ging ich durch eine schwierige Zeit in der Unterstufe, während der einige Mädels in der Schule mich ärgerten, aber ich war nie der klassische Fall, der von seinen Mitschülern als »Dickerchen« verspottet oder beim Sport als Letzte ins Team gewählt wurde. Wenn ich mal verletzende Sprüche über meine Figur zu hören bekam, dann tatsächlich eher unabsichtlich, so seltsam das klingt. Meine Oma ist da ein Paradebeispiel. Wer sie kennt, weiß, dass sie die liebste Person auf der Welt ist und mir niemals absichtlich wehtun würde. Trotzdem hat sie mal zu mir gesagt, und zwar auf diese Weise, mit der man kleinen Kindern in die Pausbacken kneift: »Du bist halt stabil gebaut, Kati!«

Susanne, 36 Jahre, Betroffene:
»In jungen Jahren habe ich sehr unter dem Lipödem gelitten. Ich schämte mich für meine fetten und hässlichen Beine und fing an, nur noch lange und weite Hosen zu tragen, auch bei dreißig Grad im Schatten. Von meinen Eltern erntete ich Unverständnis. Keiner verstand, warum ich keine kurzen Hosen anziehen wollte.

Am schlimmsten war für mich der Schulsport. Ich bekam schlechte Noten, weil ich nicht schnell und lange genug rennen konnte, und dazu noch blöde Sprüche der Lehrer zu hören. Als ich mir bei einem Unfall das Sprunggelenk brach, war ich sogar beinahe erleichtert, denn dadurch konnte ich dem Sportunterricht eine Weile lang entgehen. Ebenso verhielt es sich bei jedem einzelnen Bänderriss, den ich mir zuzog.

Zu meinen kräftigen Beinen kam leider noch hinzu, dass ich mit einem deformierten Oberkörper geboren worden war. Bei der sogenannten Trichterbrust zeigt das Brustbein auffällig nach innen. Da ich mich für mein gesamtes Aussehen schämte, ging ich niemals ins Schwimmbad, und wenn, dann nur mit sehr vertrauten Menschen.

Ich entschied mich schließlich dazu, meine Trichterbrust operieren zu lassen. Das war eine sehr große Operation, und während der Heilungsphase verlor ich viel Gewicht. Die Beine blieben jedoch dick. In der Folge fing ich an, extrem auf meine Ernährung zu achten, und aß fast nichts mehr. Ich steigerte mich in eine Magersucht hinein. Körperlich ging es mir immer schlechter, und meine Familie und Freunde sprachen mich mehrfach auf mein zu geringes Gewicht an. Irgendwann realisierte ich, dass meine Beine trotz der ganzen Hungerei kein Gramm leichter wurden, und gewöhnte mir langsam wieder ein normales Essverhalten an. Dazu hat wohl auch der Hochleistungssport beigetragen, den ich während des Studiums für mich entdeckte.

In jungen Jahren fiel es mir außerdem schwer, mich auf Partnerschaften einzulassen. Meinen ersten Freund hatte ich erst mit 17 Jahren. Rückblickend muss ich allerdings gestehen, dass sich damals und auch heute niemand aus meiner Familie und meinem Freundeskreis an meinen Beinen gestört hat. Mein Mann unterstützt mich bei allem, was ich tue, und sagt, er hätte mich mit dicken Beinen ebenso wie mit dünnen Beinen geheiratet. Ich glaube, man ist einfach immer viel zu selbstkritisch.«

Kati, get your A** up!

Oha, es geht ja auch gesund!

2015

07.45 Uhr, Chantilly, Virginia, USA: Der dritte Weckalarm von insgesamt zehn versuchte, mich aus dem Bett zu klingeln. *No! Viel zu müde!* Wiederholt drückte ich auf Snooze, auch wenn ich das später garantiert bereuen würde ... weil ich dann nämlich nicht mehr genug Zeit hätte, um mein Handy zu checken, bevor ich mich für meinen Arbeitstag als Au-pair von drei Kindern fertig machen musste. Im Bad nahm dieses »Fertigmachen« allerdings nicht viel Raum beziehungsweise Zeit ein, denn ich putzte mir lediglich die Zähne, wusch mein Gesicht und trug eine Tagescreme auf. Dann band ich mein langes Haar zu einem hohen Dutt auf meinem Kopf zusammen und stieg direkt in meine Sportkleidung, weil ich nach dem Frühstück und Wegbringen der Kindergartenkinder ins Fitnessstudio fahren würde. Aber so weit war ich gerade noch nicht. Nachdem ich mich aus dem Bett gequält hatte, ging ich nämlich erst mal in die Küche, wo ich mir mein Frühstück zubereitete, während meine Gastmutter das für die Kids bereits gemacht hatte. Die Kleinen saßen jetzt mit ihren Obstschalen und Cornflakes und ihren Peanutbutter-Sandwiches auf dem Sofa und schauten das Kinderprogramm. Noch etwas verschlafen öffnete ich das Tütchen mit Frühstücksflocken und gab einen Schuss Milch dazu, bevor alles zusammen in der Mikrowelle verschwand. Während mein Oatmeal in der warmen Milch zu Brei wurde, schnitt ich mir Früchte dazu, ließ einen

Kaffee mit Vanillegeschmack aus der Maschine und schenkte mir ein großes Glas O-Saft ein. Noch fix Eiswürfel rein, und dann war mein Frühstück fertig.

Mehr so nebenbei löffelte ich mir meinen Porridge rein, weil ich zwischendrin allerhand mit den Kindern zu tun hatte, für die ich die Ansprechpartnerin war, sobald sich meine Gastmutter ins Homeoffice verabschiedet hatte. Die Teller der Kleinen wegräumen, Taschen für den Kindergarten packen, zwei bis drei Paar Schuhe binden – je nachdem wie gut das beim Ältesten allein klappte –, und dann nichts wie ab mit Jacob, Ella und Bennett ins Auto. Drei Taschen einladen, drei Lieblingsspielzeuge, zweieinhalbmal Kinder anschnallen (bei Jacob klappte es manchmal allein) und schließlich noch mich selbst und meine Sporttasche nach vorn ins Auto verfrachten. 09.10 Uhr: perfektes Timing. Los ging's zum Kindergarten, wo die Mitarbeiter im Drive-through (ja, richtig gehört!) schon bereitstanden, um den fünfjährigen Jacob und die dreijährige Ella in Empfang zu nehmen.

»Habt ihr eure Taschen?«, rief ich mittlerweile akzentfrei nach hinten in den Wagen, während die Kinder aus dem Auto kraxelten und von draußen ein gut gelauntes »Good Morning!« zu hören war.

»Bis später!«, rief ich und winkte den Kleinen durch die Scheibe, aber sie waren schon längst voll und ganz im Kindergarten angekommen, und nur die kleinen Rucksäcke auf ihren Rücken waren zu sehen.

»Jetzt sind es also nur noch wir beide!«, sagte ich zu Bennett und erwartete dabei keine wirkliche Antwort von dem einjährigen Jungen auf dem Rücksitz, der tief in ein Bilderbuch versunken war. Bennett liebte Geschichten. Wenn es nach ihm ging, hätte ich den ganzen Tag mit ihm zusammen Bücher anschauen können. Der kleine Mann ging noch in keine Einrichtung, und deshalb begleitete er mich ins Fitnessstudio. Dort gab es eine Kinderbetreuung, wo man die Kids für eine Stunde abgeben konnte. Das war ursprünglich überhaupt der Grund dafür gewesen, wieso ich mich angemeldet hatte: eine Stunde Pause von den Kindern, yay! Bitte nicht falsch verstehen: Ich liebe Kinder und habe auch einen Haufen Erfahrung in Kinderbetreuung, weil ich schon vor meinem Au-pair-Job immer auf meine Cousinen und Cousins sowie den Sohn meines ältesten Bruders (der zu diesem Zeitpunkt ein Jahr alt war und den ich schrecklich vermisste!) aufgepasst hatte, aber drei Kleinkinder gleichzeitig zu betreuen war schon sehr anstrengend. Fast so heavy wie das Training mit Fitness-Coach Emily, die mich und die anderen Teilnehmer auch schon erwartete, nachdem ich Bennett in der Krabbelgruppe abgegeben hatte. Außer mir besuchten sonst fast ausschließlich Mütter Emilys HIIT-Training, aber alter Verwalter – die hatten Bodys, da konnte ich mit meinen knackigen 19 Jahren einpacken. Vor allem eine Mutter, der ich schon morgens beim Drop-off am Kindergarten begegnete, war ein krasses Muskelpaket – keine Spur von drei Schwangerschaften. Wenn in den USA irgendwo »Mommy Class« draufsteht, ist da nicht automatisch Hausfrauenfitness und Rückbildungsgymnastik drin. »Mommy Class« bedeutete hier auf dem Sportgelände eher »Mami-freundlich«, und zwar weil das Fitnessgelände umzäunt war und die Mütter ihre Kinder mit zum Sport bringen konnten. Safety first und so ...

Am Anfang war ich richtig eingeschüchtert davon, wie krass die fitten Mamas hier in Emilys Kurs hustleten. Aber später wurde es dann eher ein Ansporn für mich, mich auch so richtig zu verausgaben.

»Da sind wir also wieder!«, begrüßte Emily uns jetzt freundlich und startete mit dem üblichen Small Talk, während wir uns Matten holten und diese vor uns ausbreiteten. Die Kursleiterin hatte ihre Trainings-Unit schon vorbereitet, und auch wir suchten uns alles zusammen, was wir für heute brauchen würden. Ich holte mir einen Stepper und eine Langhantel mit zwei Sätzen verschiedener Gewichte.

»Are you ready, ladies?« Emily strotzte schon wieder vor Energie, und extrovertiert, wie die Amis sind, stimmten die Teilnehmerinnen gut gelaunt zu.

Wir starteten also mit dem Warm-up, in dem jede Übung aus dem Work-out schon mal in Kurzfassung zur Vorbereitung angerissen wurde. Ein paar High Knees hier und ein paar Jumping Jacks da stimmten mich auf das ein, was mich gleich erwarten würde. Zusammen mit der Musik, die zwar laut aufgedreht, aber keinesfalls lauter als Emilys Drill war, machte das schon richtig Laune. Die Motivation der Gruppe und das strahlende Lachen der Trainerin rissen mich komplett mit in diesen Strom aus Power und Entschlossenheit, jetzt einfach alles zu geben.

»Wir starten mit fünfzig Sekunden Burpees! Oh yeah, ladies! Ich weiß, ihr liebt sie!«, rief Emily ironisch. »Dann machen wir zehn Sekunden Pause, ihr kennt das ja! Und dann geht's weiter mit fünfzig Sekunden Squats! Wer's schafft, hängt noch einen Kick dran!« Emilys breites Lachen offenbarte ihre strahlend weißen Zähne, während sie uns die weiteren Übungen aufzählte, die heute Teil des ersten Trainingssatzes waren. Die Trainerin variierte die Kombinationen jedes Mal anders, aber grundsätzlich wechselte sich beim High-Intensity Interval Training immer ein hochintensiver Aktiv-Slot mit temporeduzierten Phasen beziehungsweise aktiven Pausen ab.

Auf Emilys »Go!« hin sprangen alle Teilnehmerinnen – ich eingeschlossen! – aus dem Stand in eine Liegestütze und aus dieser wieder zurück in den Stand. Diese Übung würden wir jetzt im besten Fall sauber fünfzig Sekunden lang wiederholen. Meine ersten Burpees waren astrein, auch wenn meine Atmung ab Sekunde vierzig deutlich schneller wurde. Die zehn Sekunden Pause reichten, um einmal tief Luft zu holen, und dann ging es schon weiter. Fünfzig Sekunden Squats wechselten sich ab mit fünfzig Sekunden Jumping Jacks. Von Übung zu Übung merkte ich, wie meine Beine schwerer wurden und die Luft knapper wurde. Wo gesprungene Split Squats am Anfang noch richtige Jumps waren, blieben ab Sekunde dreißig im zweiten Durchgang bei mir maximal Hüpfer übrig. Und während mir die temporeduzierten Trainings-Slots in den ersten Runden noch wie Pausen zwischen den Hochgeschwindigkeitssequenzen vorkamen, fühlten sich die Gewichte beim Schulterdrücken oder den Biceps Curls irgendwann schwer wie Blei an.

Wieso tue ich mir das eigentlich an?, fragte ich mich jedes Mal aufs Neue, wenn ich kurz vorm Zusammenbrechen war. Meine Knie wollten sich kaum noch in Richtung meiner Brust bewegen, als ich auf die Handflächen gestützt meine Mountain Climbers durchzog. Aber mit Emily und ihrer Peitsche hinter mir hatte ich keine andere Wahl, als ranzuklotzen.

»Schön den Po runter!«, ermahnte sie alle, die den Hintern zu weit nach oben streckten, um Kraft im Core zu sparen und die Arme zu entlasten. Emilys Adleraugen entging nichts!

Mein Kopf pochte unten auf der Matte vor lauter Anstrengung, und ich hatte das Gefühl, mir würde gleich nicht nur der Bizeps, sondern auch die Birne platzen. Außerdem die Schulter- und Rückenmuskulatur, und weiß Gott, welche anderen Körperregionen ich hier noch anspannte, die ich bis zu Emilys Kurs noch nicht mal gekannt hatte. Die Belastung beim Reiten oder Tanzen früher war einfach anders gewesen. Seit ich hier im Studio Ganzkörper-Workouts machte, waren meine Schultern und Arme plötzlich definiert, und ich hatte Muskeln in meinen Waden und Oberschenkeln bekommen, die ich deutlich spürte, wenn ich meine Beine anspannte und sie abtastete. Sehen konnte man diese Muskeln allerdings nicht wirklich, dazu waren meine Beine nach wie vor zu kräftig. Doch im Vergleich zu sonst fühlten sie sich mittlerweile leichter und sportlicher an. Einfach weil ich mich so viel fitter fühlte durch das Training. Okay, vielleicht nicht gerade jetzt in diesem Moment, wo Emily uns zum Endspurt antrieb und ich das Gefühl hatte, mein Frühstück würde mir gleich wieder hochkommen, aber so grundsätzlich ...

Für den Augenblick war ich einfach nur heilfroh, dass die Phase für den Calm Down gekommen war und wir runterfahren konnten. Das Dehnen am Schluss fühlte sich wie eine wahre Wohltat an. Heute würde ich ganz sicher nicht mehr zusätzlich an die Geräte gehen. Manchmal, wenn das Training bei einem anderen Coach stattfand und nicht so hart war wie bei Emily, hängte ich danach noch zwanzig Minuten auf dem Laufband oder am Rudergerät dran. Allerdings war das für mich eher so etwas wie eine Notlösung, denn ich trainierte nicht gern allein an den Geräten. Leider fanden Emilys Kurse nicht jeden Tag am Vormittag statt – quasi die einzige Zeit des Tages, zu der ich unter der Woche trainieren konnte. Den restlichen Tag über hatte ich ja die Kinder, und an meinem Feierabend erledigte ich meinen Influencer-Job, denn hey, der war ja auch noch da!

Aber erst einmal zurück zu meinem Au-pair-Job – denn damit ging es jetzt weiter! Ich räumte also meinen Trainingsplatz auf, verabschiedete mich von den anderen und holte Bennett aus der Kinderbetreuung ab. Eine halbe Stunde blieb uns daheim zum Spielen oder Vorlesen beziehungsweise mir im besten Fall zum Duschen und Umziehen – aber manchmal schaffte ich das auch nicht, und dann mussten ein paar Sprühstöße Deo reichen, um den Tag zu überbrücken.

Um Punkt zwölf Uhr fünfzehn war ich mit dem Kleinsten dann wieder am Kindergarten, um die beiden Größeren einzusammeln. Jetzt fing unsere tägliche Rushhour an. Alle hatten Hunger, und

Bennett saß meistens schon todmüde neben mir auf der Anrichte, während ich den Lunch für die Kinder zubereitete. Er half mir gern beim Essenmachen, weil er dabei Käsestücke oder Früchte stibitzen durfte, während ich diese auf den Tellern der Kids portionierte. Zum Mittagessen gab es hier in den USA für die Kinder normalerweise nur einen Snack wie zum Beispiel Toast, Cheese Sticks und Babykarotten oder Cracker, die mit Bananenscheiben belegt und mit Erdnussbutter bestrichen waren. Das war so ganz anders als bei uns in Deutschland, wo mittags meistens warm gegessen wurde.

Während Jacob und Ella futterten, durften sie immer ein Hörspiel auf meinem Handy hören, denn dann waren sie brav und blieben am Tisch sitzen, während ich Bennett für seinen Mittagsschlaf in sein Zimmer brachte. Zum Einschlafen brauchte er nämlich noch seine warme Milch aus der Flasche und eine kleine Kuscheleinheit. In einem großen Lehnsessel wiegte ich ihn wie ein Baby, bis ihm die Äuglein zufielen. Erst wenn er selig schlummerte, legte ich ihn in sein Bettchen.

Kaum hatte ich die Tür zum Kinderzimmer hinter mir geschlossen, waren die anderen zwei auch schon mit ihrem Lunch fertig und siedelten dann ebenfalls über in ihre Zimmer zur sogenannten Quiet Time. Eine Stunde lang beschäftigten sie sich still, wodurch auch ich zu einer kleinen Mittagspause kam. Meistens aß ich in dieser Zeit etwas Leichtes wie einen Wrap mit Gemüse – was immer gerade vorrätig oder vom Vorabend übrig geblieben war – und verzog mich dann nach der notwendigen Aufräumsession in der Küche – die Kids hinterließen grundsätzlich Chaos auf dem Tisch – mit meinem Handy auf die Couch. Die übrige Zeit brauchte ich dringend für mich, um mal kurz zu verschnaufen, YouTube zu checken und auf Instagram und Snapchat rumzudaddeln.

Der Nachmittag hatte es dann noch mal richtig in sich. Die Wäsche der Kinder waschen und zusammenlegen gehörte genauso zu meinen Aufgaben wie spielen, toben und tanzen mit den Kleinen. Fast jeden Tag ging ich mit ihnen raus. Die beiden Jüngsten packte ich in meinen Fahrradanhänger – Jacob hatte schon sein eigenes Bike –, und dann radelten wir gemeinsam in den Park oder zum Spielplatz und unterwegs noch bei Starbucks vorbei, wo ich den American Way of Life jeden Tag in vollen Zügen bei einem Iced Latte oder Caramel Frappuccino zelebrierte. Die Kinder genossen es immer total, wenn ich sie mit ins Café nahm und sie sich dort etwas aussuchen durften. Manchmal trafen wir uns auch mit anderen Au-pairs aus der Gegend und deren Kindern zum Spielen oder Schwimmengehen – wir ließen uns so einiges einfallen, um die Kids auszupowern.

17.00 Uhr: Nach einem langen Tag lösten mich meine Gasteltern ab, und während Elizabeth in der Küche einen bunten Salat mit Nüssen oder gedünstetes Gemüse zubereitete, warf Ben im Garten magere Putensteaks auf den Grill. Wir machten zum Dinner oft ein BBQ und saßen dann alle zusammen auf der Terrasse. Ich erinnere mich noch gut daran, wie extrem diese Umstellung beim Essen am Anfang für mich war. Meine Gastfamilie kochte sehr gesund und ausgewogen, und die einzelnen Portionen waren deutlich kleiner als in meinem Elternhaus. Die Töpfe und Schüsseln standen auch nicht auf dem Tisch, sodass sich jeder nach Belieben mehrfach nachschöpfen konnte, sondern die Mahlzeiten wurden bereits vor dem Dinner auf den Tellern portioniert. In der Küche gab's zwar meistens noch einen großen Löffel Salat oder etwas mehr Gemüsebeilage, aber solang mein Gastvater mit seiner Portion auskam, wäre mir nie in den Sinn gekommen, mir die Reste aufzuladen. Megapeinlich, als Einzige den Vielfraß raushängen zu lassen! So ging ich besonders am Anfang noch öfter mal hungrig ins Bett, aber mit der

Zeit gewöhnte sich mein Magen daran, beim Abendessen mit weniger auszukommen.

Nach dem Dinner blieben wir oft noch eine Weile draußen sitzen und spielten Gesellschaftsspiele mit den Kindern. Abends war Family Time, und weil ich so viel Zeit mit den drei Kleinen und ihren Eltern verbrachte, fühlte ich mich wie ein richtiger Teil der Familie. Darum half ich beispielsweise auch beim Tischabräumen, statt in meinem Zimmer zu verschwinden, nur weil ich abends offiziell freihatte. Ich hätte das auch nicht anders gewollt.

Für eine Weile in den USA zu leben, war schon immer mein großer Traum gewesen. Ich wollte mir Englisch auf muttersprachlichem Niveau aneignen, reisen und Land und Leute kennenlernen. Seit Jahren hatte für mich festgestanden, dass ich nach dem Abi ein Au-pair-Jahr in den Staaten absolvieren würde. Dass ich so gut in meine Familie hier passte, setzte meiner Au-pair-Erfahrung das glänzende i-Tüpfelchen auf. Meine Gastfamilie und ich standen uns sehr nah. Ich ging mit ihnen in ihre Gemeinde, also zur Kirche, und fühlte mich dort wirklich wohl. Außerdem traf ich regelmäßig ihre Freunde, und wenn ich meine freien Tage nicht zum Drehen und Schneiden meiner Videos hätte nutzen müssen, wäre ich sicher an den Wochenenden noch öfter mit ihnen zum Hiking, Baseball oder zu einer der vielen Schulveranstaltungen gegangen, an denen die Amerikaner so gern teilnehmen.

Alle in meinem unmittelbaren Umkreis waren wahnsinnig aktiv, und wenn mir vor meinem Au-pair-Jahr jemand gesagt hätte, dass ich ausgerechnet in Amerika, wo alles in Supersize vorhanden ist – Eisbecher, Burger, Orangensaftkanister –, endlich einen Zugang zu gesunder Ernährung finden würde, hätte ich mir das wahrscheinlich nur schwer vorstellen können. Seit ich hier lebte, existierten solche Begriffe wie »Pflichtgemüse« nicht mehr in meinem Wortschatz, denn Veggies waren für mich normal geworden.

Überhaupt stresste mich das ganze Ernährungsthema plötzlich viel weniger, weil ich den ganzen Tag auf den Beinen war und die Kalorien, die ich mir zuführte, sofort wieder verbrannte. Ich tobte täglich stundenlang mit den Kindern herum, ging dreimal die Woche zum Sport und manchmal am Wochenende auch noch zusammen mit meinem Gastvater ins sogenannte Bootcamp bei uns im Fitnessstudio. Auf einem Areal, das so groß wie drei Fußballfelder war, scheuchte uns der Kursleiter im klassischen amerikanischen Sergeant Drill dann um den Platz und durch die Stationen seines Zirkeltrainings, bei dem wir durch Lkw-Reifen hüpften oder Work-outs mit Tauseilen machten.

Wenn ich mir also abends nach einem langen Tag mit einem befreundeten Au-pair einen riesigen Becher Frozen Yogurt mit drei Millionen Toppings reinzog, interessierten mich die Kalorien null. Denn ich befand mich hier in der körperlichen Verfassung meines Lebens. Dieses Feedback meldeten mir auch meine Follower ganz häufig zurück. Die Videos, die ich über meinen Alltag als Au-pair auf meinem YouTube-Kanal hochlud, waren sehr beliebt, weil sich viele Mädels aus meiner Community dafür interessierten, wie das Leben in den Staaten so war, oder sie gar selbst gern ein Jahr ins Ausland gehen wollten. Durch meine Beiträge konnten sich viele von ihnen vorstellen, ebenfalls als Nanny in Amerika zu arbeiten.

»Du strahlst total!«, las ich oft unter meinen Videos. Oder: »Du siehst richtig fit aus!« Und genauso fühlte ich mich. Für meine Verhältnisse war ich in Hochform. Aber, wie ich schon sagte: Dünn waren meine Beine auch zu diesem Zeitpunkt nicht mal annähernd – was mir so ganz und gar nicht logisch erschien bei meinem wöchentlichen Sportpensum. Und wie wir das ja von Social Media kennen, gab es natürlich nach wie vor Leute, die dazu ihren Senf abgaben.

»Jo, Kolle, sag der mal einer, dass sie nicht so viel Beine trainieren soll!«, schrieb beispielsweise mal jemand unter ein Video, in dem ich mich während des Bootcamp-Trainings zusammen mit meiner Kursleiterin gefilmt hatte.

Solche Kommentare kratzten schon sehr an meinem Ego. Denn ja, ich wusste selbst, dass meine Beine immer noch kräftig waren!

Dennoch fühlte ich mich hier grundsätzlich so gut, dass ich meine Komplexe manchmal sogar ausblenden konnte. Noch nie in meinem Leben hatte ich zuvor auch nur annähernd das Gefühl gekannt, mich okay in meinem eigenen Körper zu fühlen. In den Monaten in Amerika hatte sich etwas verändert. Das gesunde, fitte Feeling, das ich von innen heraus spürte, überwog mein »Außen«.

Ins Taumeln brachten mich nur noch die fiesen Sprüche unter meinen Videos. Sie riefen unweigerlich Selbstzweifel in mir hervor, wie zum Beispiel: *Bilde ich mir nur ein, so fit zu sein? Fühle ich mich gerade zu Unrecht so wohl in meinem Körper?* Denn es war leider so: Ganz egal, was ich postete – das konnte ein Foto von mir in einem kurzen Sommerkleid vor einem gelben School Bus sein oder ein Schnappschuss von meinem Besuch in Disneyland –, irgendwo, unter all den Kommentaren, fand sich jedes Mal einer, der sich auf meine Beine bezog.

Dabei kam es auch immer wieder vor, dass Mädchen und Frauen mir vorsichtig mitteilen wollten, worin »mein Problem« vermutlich begründet lag.

Du, hör mal, es gibt eine Krankheit, die nennt sich Lipödem. Ich möchte dir wirklich nicht zu nahe treten, aber so, wie deine Beine aussehen, könntest du betroffen sein. Ich leide selbst daran und hoffe, du nimmst mir meine Offenheit nicht übel.

»So, wie deine Beine aussehen«?!?! Von allem, was die Followerin geschrieben hatte, echote nur dieser eine Satz in meinem Kopf nach. Ich hätte natürlich auch denken können: Oh, da gibt es eine Krankheit? Google ich doch mal nach Lipödem! Aber nein! Selbst die gut gemeinten Kommentare waren für mich so belastend, dass ich sie in einen Sack mit all den Beleidigungen steckte und auf meine innere Blacklist setzte. Außerdem – wieso sollte ich eine Krankheit haben? Ich fühlte mich nicht krank. Nur fett! Und das vor allem, wenn ich solche Kommentare las.

Magdalena, 27 Jahre, Betroffene:
»Glücklicherweise musste ich nie richtig schlimme Erfahrungen mit Bodyshaming aufgrund meines Lipödems machen. Vielleicht aber auch nur, weil ich es immer gut versteckt und mich vorteilhaft gekleidet habe?! Was ich allerdings dennoch beobachte, ist, dass die Leute scheinbar denken, sie dürften über meinen Körper urteilen, nur weil ich offen mit meiner Krankheit umgehe. Einmal wollte ich einer Kollegin erklären, was ein Lipödem ist, und zeigte ihr, dass man meine Knöchel vor lauter Fett nicht sieht. Da sagte sie so völlig ungefiltert: ›Ach du meine Güte, die sind ja dick!‹ Als hätte ich keine Gefühle, bloß weil ich mich nicht verstecke!

Nachdem ich mich habe operieren lassen, trug sich etwas Ähnliches zu. Gegenüber einer Bekannten äußerte ich, wie glücklich ich darüber sei, dass meine Beine jetzt so großartig aussähen. Sie erwiderte: ›Aber na ja, ich mochte dich ja auch mit dicken Beinen.‹

Ich könnte noch viel mehr solcher Beispiele aufzählen ...

Keine dieser Personen meinte es wohl böse. Trotzdem können solche Worte wehtun. Glücklicherweise bin ich eine sehr selbstbewusste Frau, die inzwischen im Reinen mit sich und ihrem Körper ist. Ich gebe wenig auf die Meinung anderer. Dennoch hat niemand das Recht, meinen Körper zu kommentieren.«

HOME SWEET HOME?

Motzi is back!

2016

Nach zwölf Monaten, in denen ich meine Gastfamilie so sehr ins Herz geschlossen hatte, verabschiedete ich mich unter Tränen von meinen Gasteltern und den drei Kids. Der 13. Monat des Au-pair-Programms war zum Reisen vorgesehen, und genau dafür hatte ich meinen wöchentlichen Lohn auch größtenteils gespart. Zusammen mit drei befreundeten Au-pairs flog ich einmal quer durchs Land, rüber an die Westküste, um dort auf einem Roadtrip von San Francisco bis runter nach L.A. Kalifornien zu erkunden. Meine enge Freundin Marie war fast zeitgleich mit mir als Au-pair in den Staaten und traf mich in meiner letzten Woche in Los Angeles. Viel zu schnell verflog die Zeit, und schließlich kam ich mit jeder Menge bunter Erinnerungen und dem Herzen voller Abenteuer zurück nach Hause – ins Nichts. Und zwar wortwörtlich.

Während meiner Abwesenheit hatten meine Eltern unser Haus verkauft und mir bereits eine Wohnung besorgt, wo mein Hab und Gut in Kisten verpackt auf mich wartete – zusammen mit meinem ganz neuen Leben. Das bedeutete: Nichts war mehr so, wie ich es gekannt hatte. Rein theoretisch wollte ich das auch nicht, weil ich mich im letzten Jahr wahnsinnig weiterentwickelt hatte, nur war mir das nicht sofort bewusst ... Klingt kompliziert? Ja, das war es auch. Aber ich erkläre es euch: In den ersten zwei Wochen nach so einem Auslandsjahr freut man sich einfach nur extrem, alle Menschen wiederzusehen, die man monatelang vermisst hat. Ich warf mich meiner Familie und meinen Freunden in die Arme und besuchte alle Lieblingsorte in meiner Heimat, die ich ein Jahr lang entbehrt hatte. Mit meinen Leuten klapperte ich erst mal unsere Stammbars und unsere liebsten Cafés und Restaurants ab. Jeder wollte wissen, wie es in Amerika war, und am Anfang hörten alle noch begeistert und geduldig zu, während ich euphorisch von den Dingen und Menschen erzählte, die mich beeindruckt hatten – oder genervt. Doch irgendwann ist der Punkt erreicht, an dem man alle Menschen wiedergesehen, alles erzählt, jedes Stammcafé besucht hat und es keiner mehr spektakulär findet, dass man wieder da ist. Jeder werkelt wieder in seinem Alltag vor sich hin, und es stellen sich ruhigere Zeiten ein. Es gab plötzlich so viele Tage, an denen keiner Zeit für mich hatte und ich allein in meiner neuen Wohnung saß. Die erste Euphorie der Rückkehr war abgeebbt, und plötzlich machten sich andere Gefühle in mir breit. Hauptsächlich: Sehnsucht nach meinem Leben in Amerika. Ich vermisste meine Gastfamilie, das fröhliche Quasseln der Kids, die Gespräche mit Elizabeth und Ben, mit dem Rad zu Starbucks zu fahren, Karamell-Macchiato, den ganzen Tag aktiv zu sein ... Was ich dort zurückgelassen hatte, war ein Teil von mir geworden, und nun lebte einfach ein anderes Mädchen meinen Alltag dort weiter, nahm meinen Platz in »meiner« Familie ein. Bevor ich abgereist war, hatte ich meiner Nachfolgerin sogar noch einen Brief hinterlassen, damit sie sich gut einfinden konnte. Natürlich wollte ich, dass meine Gastkinder wieder in liebevolle Hände kamen, aber ich verspürte auch so etwas wie Eifersucht. Angst, sie an jemand anders zu verlieren. Ich wollte einfach gern einen ganz besonderen Platz in meiner Gastfamilie behalten, auch wenn ich nicht mehr dort war.

Niemand von den Menschen in meiner Heimat verstand, wie es mir ging. Nur meine Freundin Marie, die auch als Au-pair in den USA gewesen war, machte das Gleiche durch wie ich. Das Fernweh war kaum auszuhalten. Uns fehlte der American Way of Life. Wir waren dort so unglaublich glücklich gewesen, und hier war plötzlich alles so unspektakulär, und ich musste erst mal einen Weg finden, an mein altes Leben anzuknüpfen. Dass es mein Elternhaus nicht mehr gab, machte das Heimkommen doppelt so schwer. Vor allem weil es sich für mich so anfühlte, als würde ich diesen Prozess des Loslassens ganz allein durchmachen. Anders als beispielsweise meine älteren Brüder, die schon vorher ausgezogen waren, weil sie eine eigene Familie gegründet hatten. Für mich fühlte es sich so an, als sei meine Vergangenheit verkauft und meine Kindheit damit ein Stück weit ausradiert worden. Ich würde nie wieder mein altes Zimmer betreten und hatte nicht mal wirklich Abschied nehmen können von dem Haus, in dem ich geboren worden und aufgewachsen war.

Nun saß ich also hier in meiner neuen Wohnung und packte Kisten aus. Zum Glück halfen mir meine Eltern beim Aufbauen der Möbel. Handwerklich bin ich zwar ziemlich geschickt, aber gerade wenn ich zusammen mit meiner Mutter mit Schlagbohrer und Co. herumwerkelte, fühlte ich mich ihr besonders nah. Das half. Wir waren gemeinsam produktiv, packten die Dinge an, und je mehr mein neues Heim Gestalt annahm, desto besser konnte ich es akzeptieren. Der Gedanke, in meine erste eigene Wohnung zu ziehen, war ja auch aufregend und gab mir den benötigten Raum, um mich bei meiner Arbeit noch mehr zu entfalten. Denn eigentlich war meine YouTube-Karriere schon längst zu erfolgreich, um meine Videos weiterhin in Papas Computerzimmer im Keller zu produzieren. Wenn ich so weitermachen wollte, brauchte ich mein eigenes Reich, Platz für mein Equipment und um mich auszuprobieren. Besonders während meiner Zeit in den USA hatte ich noch mal richtig viel Reichweite aufgebaut. Q&A über Land und Leute, Reisetagebücher, »Wie wird man Au-pair?« – meine

USA-Vlogs gehörten damals zu den meistgeklickten Videos auf meinem Kanal. Weil es so gut lief, hatte ich außerdem eine weitreichende Entscheidung getroffen: Nach Jahren der Doppelbelastung, erst durch Schule und YouTube, dann durch meinen Au-pair-Job neben dem Influencer-Life, hatte ich mich dafür entschieden, nicht gleich im Anschluss an mein Auslandsjahr mit dem Studium zu beginnen, sondern mir die Zeit zu gönnen, mich fulltime YouTube zu widmen. Der zeitliche Aufwand für Drehs, Fotoshootings, Meetings mit Kooperationspartnern und Management, die Videoproduktion und Betreuung sämtlicher Social-Media-Kanäle nahm schließlich genauso viele Stunden ein wie ein Vollzeitjob – meistens sogar mehr. Noch kurz bevor ich aus den USA zurückgekehrt war, hatte ich einen Vertrag mit einer der größten deutschen Kosmetikmarken unterschrieben, die mich als Werbegesicht für eine Jahreskampagne engagierten. Über den gesamten Zeitraum hinweg musste ich dafür monatlich ein Frisurentutorial produzieren. Das Schneiden des Materials dafür hielt mich meist bis tief in die Nacht wach, weil ich tagsüber alle gängigen Formate für meinen Kanal und meine Vlogs vorbereitete.

Ich war schon immer eine Nachteule gewesen, und nach der Zeit in Amerika war mein Biorhythmus erst recht nicht mehr an die deutsche Zeitzone gewohnt. Eine normale Struktur – so was gab es nicht in meinem Alltag. Ich schlief meistens bis zum frühen Mittag und zog mir dann, während ich schon am Smartphone oder Laptop saß, zum »Frühstück« drei Laugenstangen aus der Tiefkühltruhe rein, die ich im Ofen aufgebacken und dick mit Nutella bestrichen hatte. Natürlich durfte dazu der Anrühr-Eiskaffee in der riesigen Tumbler-Cup (für die Extraportion Zucker am Morgen) nicht fehlen. Hauptsache, den amerikanischen Lifestyle noch etwas länger erleben ...

Wtf? Was war aus Porridge und Früchten geworden? Gemüse-Wraps und Salat mit Nüssen? Dem gesunden Lifestyle aus den Staaten?

Puh, der war wohl, genau wie meine innere Uhr, irgendwo über dem Atlantik abgestürzt. Was bei meiner Gastfamilie so selbstverständlich in den Vorratsschränken gestanden und von Elizabeth und Ben auf den Tisch gebracht worden war, fand hier nicht mehr so einfach seinen Weg in meine Küche. Während der Drehs meiner Videos aß ich oft stundenlang gar nichts, und in der Zeit, in der ich dann am Laptop saß und das Material bearbeitete, schob ich mir nebenbei schnelles, »unkompliziertes« Essen rein – ohne großen Arbeitsaufwand, aber leider auch ohne wichtige Nährstoffe. Stattdessen jede Menge Fett, Zucker und Weißmehl. Für meine Kosmetikkampagne reiste ich außerdem viel, und unterwegs holte ich mir meistens Backwaren an Bahnhöfen und Flughäfen und bestellte mir abends Nudeln oder den klassischen Burger aufs Hotelzimmer. Nach einem harten Tag erlaubte ich mir Soul Food – oder um mich über die Einsamkeit hinwegzutrösten, die ich in den vielen Stunden empfand, die ich allein daheim in meiner Fünfzigquadratmeterwohnung saß. All meine Freunde waren quer in Deutschland zum Studieren verteilt, während ich allein, ohne Kollegen oder Kommilitonen, im Homeoffice arbeitete und auf meinen Laptop starrte.

In dieser Zeit rutschte ich in einen Teufelskreis aus ungesundem Essen und wenig Bewegung. Dabei hatte ich mich gleich nach meiner Rückkehr mit den besten Absichten im Fitnessstudio angemeldet. Ich wollte unbedingt an meinen Sportalltag aus der Zeit in Amerika anknüpfen und war am Anfang noch hoch motiviert gewesen. Doch irgendwie war in Deutschland dann alles ganz anders. Zwar gab es auch hier Langhantel-Work-outs, aber der Spirit im Kursraum war nicht so locker wie in Amerika. Außerdem fühlte ich mich in einem deutschen Gym wie auf dem Präsentierteller, weil ich hier nicht so anonym war wie in Virginia. In Deutschland war ich mittlerweile ziemlich bekannt und in meinem Heimatort sowieso. Demnach bedeutete ein Besuch im Fitnessstudio ein ständiges »Hi ... äh ... die Mutter von Tim von damals aus der Schule! Ja, ich bin wieder da aus Amerika. Ja, danke, es war toll!«. Oder: »Ach, hey, wir waren doch früher im selben Verein! Stimmt, verrückt, was alles in der Zwischenzeit passiert ist.«

Besonders unangenehm waren aber Aussagen wie: »Du bist ja jetzt berühmt, Kati!« Irgendwie empfand ich es als total unangenehm, als öffentliche Person dabei beobachtet zu werden, wie ich mir in meiner freien Zeit im Fitnessstudio einen abschwitzte. Und weil ich so bin, wie ich eben bin, fing ich an, diesen Ort zu meiden. Unangenehmen Situationen gehe ich grundsätzlich lieber aus dem Weg, denn ich kann sie überhaupt nicht gut aushalten. Das Problem daran ist allerdings, dass es ja nicht besser wird, je länger man sich drückt ...

Je seltener ich zum Sport ging, desto schwieriger gestaltete es sich für mich, an meine Erfolge aus den USA anzuknüpfen. Und je weniger ich mich auspowerte, desto schneller nahmen das positive Körpergefühl und mit der Zeit auch die Muskelmasse ab, die ich mir beide so hart erarbeitet hatte. Bis dann mit einem Mal wieder eine altbekannte Stimme zu mir sprach – Motzi war back in the Game!

Es kam der Punkt, an dem meine innere Überkritikerin schon beim Einlaufen ins Studio laut wurde: *Guck mal, wie fit die alle aussehen! Du könntest auch ein bisschen mehr in Shape sein!* In meinen Gedanken sah jeder mir an, dass meine Sporthosen zwei Nummern größer waren als mein Oberteil. Der Weg vom Eingang zu den Kabinen fühlte sich daher immer an wie ein Walk über den Laufsteg mitten durch die Blicke der Sportskanonen, die hier täglich ihre Maße perfektionierten und in meiner Einbildung nichts Besseres zu tun hatten, als mich von Kopf bis Fuß abzuscannen. Platzende Bizeps überall, knackige Hintern, die auf Crosstrainern sexy von rechts nach links hüpften und mich fragten: Hey, Wackelpuddingarsch, was machst du hier?

Das mag hart klingen, aber die morgendlichen Laugenstangen mit Nutella hatten eben ihren Preis, und so erlebte ich schon um die Weihnachtszeit (ich war im Herbst zurückgekommen) meine erste Krise wegen meines sich stark verändernden Gewichts ... Und das, obwohl Weihnachten für mich die einzige Phase im Jahr ist, in der ich wirklich mal Urlaub mache, da das Arbeitsleben dann langsamer läuft als sonst. Die meisten Kunden sind raus aus dem üblichen 24/7-Workflow, daher nutze ich die Feiertage bewusst, um Zeit mit meinen Liebsten zu verbringen.

Na ja, und das mit der Krise kam dann so: In besagtem Winter 2016 machte ich unter anderem einen Ausflug mit meinen Eltern in die Therme. Während ich vor einem halben Jahr in Amerika noch kurze Hosen und Röcke getragen hatte, ohne die üblichen inneren Kämpfe auszufechten, war das hier mittlerweile wieder eine andere Nummer. Ihr erinnert euch an meinen Wunsch aus dem Freibadkapitel, als ich in einem Neoprenanzug verschwinden wollte? So ähnlich fühlte sich das jetzt auch an ...

Mit 14 hatte ich meine Problemzonen so gut es ging in lange Badeshorts verpackt, aber jetzt? Als junge Frau im Alter von 19 Jahren hätte ich das irgendwie schräg gefunden. Was blieb mir also übrig? Wie versteckt man überflüssige Pfunde in Bademode? Bikini oder Badeanzug bedeutete für mich die Wahl zwischen Pest und Cholera! Ich entschied mich schließlich für den Badeanzug, obwohl er meine Hauptproblemzone ja nicht mal verdeckte, aber das ist wohl das Ding mit Komplexen: Sie führen selten zu logischen Entscheidungen oder Reaktionen. Glücklicherweise waren wir zwei Stunden von zu Hause entfernt, und niemand in der Therme kannte mich. Mich vor meiner Familie so zu zeigen, war in Ordnung für mich. Der Moment, der mir in Erinnerung geblieben und der Grund dafür ist, dass ich diese Anekdote überhaupt erzähle, ist folgender:

Mein Vater und ich stiegen gerade die dreistufige Leiter in den Whirlpool runter. Selbstverständlich tat ich dies mit dem Gesicht in Richtung Pool und nicht rückwärts, sodass ich meinen Hintern allen anderen, die dort bereits saßen, ins Gesicht gereckt hätte. Während ich also da so die Stufen hinabkletterte und von oben auf meine Schenkel sah, bekam ich schon wieder eine innere Krise. Lag es am Licht, dass meine Dellen hier so auffällig aussahen? Könnte ich vielleicht doch noch schnell in den Neopren wechseln? Oder die Shorts?! Alles wäre besser, als diese käsigen, dicken Cellulite-schenkel zur Schau zu tragen! In meiner Vorstellung verwandelte sich mein Gesicht in dieses gelbe Emoji, dem kalter Schweiß auf der Stirn steht. Schnell rein ins Wasser und meinen Körper in den weißen Sprudelblasen versenken! Uff! So bald würde ich hier sicher nicht wieder rausklettern! Doch wenn ihr jetzt denkt, damit wäre die Gefahr gebannt gewesen, dann liegt ihr falsch. Denn was ich nun unter Wasser ertastete, als ich ganz entspannt meine Hände auf meinem Bauch ablegte, war der eigentliche Grund für mich, »nervös« zu werden. Fühlte ich da nicht plötzlich kleine Speckrollen? Moment – ich hatte nie vorher Fettpölsterchen an der Taille oder am Bauch gehabt! Mein Unterkörper war bekanntlich das Problem!

»Alles gut bei dir?«, fragte mein Vater mich.

»Ja, ähm, klar«, behauptete ich, und nach einigen Minuten unbehaglicher Stille (der ich sicher aus dem Weg gegangen wäre, wenn ich dazu nicht aus dem Whirlpool hätte klettern müssen) fragte ich schließlich: »Sag mal, Mama und du, ihr macht doch gerade diese Metabolic Balance-Sache ... Wie läuft's denn damit so?«

Schon den ganzen Tag über war mir aufgefallen, dass das »Bäuchlein« meines Vaters, das ich als Kind so gern als mein persönliches Kissen benutzt hatte, verschwunden war. Die Badehose saß, ohne einzuschneiden, auf seinen Hüften, also schien da ja irgendwas ganz gut zu funktionieren.

»Wir sind über eine Heilpraktikerin dazu gekommen«, erzählte er mir. »Sie hat uns Blut abgenommen und es analysiert, damit unsere Ernährung individuell auf unseren Stoffwechsel abgestimmt werden kann.«

Oh je! Schon beim Gedanken ans Blutabnehmen wurde mir schlecht. Ich hasse Nadeln! Aber was tut man nicht alles, wenn die Komplexe einem im Nacken sitzen, nicht wahr?

Stephie (@myra_snoflinga), 33 Jahre, Betroffene:
»In der Pubertät begannen meine sehr schlanken Beine, sich optisch stark zu verändern. Sie quollen auf und schmerzten. Mit Anfang zwanzig, im Sommer nach dem Abi, brach das Lipödem dann ›richtig‹ aus.

Zu dem Zeitpunkt war die Erkrankung fast völlig unbekannt, daher wandte ich mich zunächst mal an meine Mutter, ganz einfach aus dem Grund, weil meine Beine den ihrigen optisch immer ähnlicher wurden. Dass irgendetwas mit ihren Beinen nicht stimmte, hatte ich schon als Kind gewusst. Sie war deshalb auch öfter bei Ärzten gewesen, aber heute weiß ich, dass sie teilweise ganz falsch behandelt wurde.

Während wir uns darüber austauschten, fiel meiner Mutter ein, dass ein Arzt ihr mal etwas vom Lipödem erzählt hatte. Das war ein wichtiger Anhaltspunkt für mich, jedoch ergänzte sie sehr schnell, dass der Arzt ihr damals auch gesagt hatte, man könne außer Lymphdrainage und Kompression nicht viel dagegen tun. Da ich allerdings selten Dinge einfach auf mir sitzen lasse, begann ich, im Internet nach anderen Betroffenen zu suchen. Und tatsächlich, es gab sie: Wir waren dann zunächst eine winzig kleine Facebook-Gruppe von circa zwanzig Frauen.

Dank der Erfahrung meiner Mutter hatte ich das Glück, sehr schnell beim richtigen Facharzt zu landen: nämlich beim Phlebologen. In der Phlebologie der Uniklinik Bonn wurden mehrere Tests gemacht, unter anderem auch eine Lymphszintigrafie (dabei werden Lymphgefäße und Lymphknoten durch Injektion von radioaktiv markierten Substanzen dargestellt), um zu schauen, ob bei mir auch eine Lymphbeteiligung vorlag, was zum Glück nicht der Fall war. Ich hatte ein reines Lipödem.

Während meines Studiums verschlechterten sich meine Symptome massiv. Mein Beinumfang hatte sich mittlerweile verdoppelt, und ich trug eine Kompressionshose, aber die Schmerzen beim Sitzen während der Vorlesungen waren kaum auszuhalten. Obendrein schnürte mich die Kompression sehr ein, was oft dazu führte, dass mir die Beine einschliefen. Auch während der Lymphdrainage hatte ich starke Schmerzen und in den darauffolgenden Tagen vermehrt blaue Flecke. Psychisch war ich ebenfalls sehr angeschlagen, weil ich mich mittlerweile intensiv in die Thematik eingelesen hatte und kein Ende meines Leides in Sicht war. Würde ich mit dreißig am Rollator gehen? Würde ich überhaupt ein normales Leben führen können? Die Krankheit war bei mir so plötzlich ausgebrochen und schritt so schnell voran, dass ich Zukunftsängste entwickelte. Zusätzlich bekam ich Colitis ulcerosa, eine chronisch entzündliche Darmerkrankung. Jeden Morgen half mein Freund mir in die Kompression. Ich hatte Selbstzweifel, Panikattacken, wollte mich am liebsten nur noch zurückziehen.

Mein Freund und meine Familie waren immer sehr verständnisvoll, da habe ich wirklich großes Glück. Im Freundeskreis wiederum war das nicht immer der Fall. Es gab auch Freunde, die sich von mir abwandten, und auch den ein oder anderen schmerzhaften Satz habe ich noch im Hinterkopf.

›Tu mal deine Elefantenbeine weg‹ oder ›Einfach mehr Sport machen und weniger essen‹ sind so Sätze, die mich sehr verletzt haben. Gerade weil ich immer sehr sportlich war. Ich habe mich damals gefühlt, als wäre ich nicht mehr ich, als wäre ich in einem falschen Körper.«

Trotz meiner Nadelphobie vereinbarte ich schließlich einen Termin bei der von meinem Vater erwähnten Heilpraktikerin und ließ mir von ihr Blut abzapfen und meinen persönlichen Ernährungsplan erstellen. Schlappe fünfhundert Euro kostete das Prozedere inklusive zehn weiterer Beratungstermine, von denen ich letztendlich allerdings nur zwei nutzte.

Bevor ich mit der Diät durchstartete, machte ich zunächst detaillierte Aufnahmen von meinem Körper. Dafür zog ich mich bis auf die Unterwäsche aus und fotografierte mich mit seitlich ausgestreckten Armen einmal von allen Seiten, damit ich die Veränderungen in den kommenden Wochen auch genau nachvollziehen könnte. Alle Fotos und Videos speicherte ich in einem sogenannten »Bodyalbum« auf meinem Handy.

Und dann konnte es losgehen! Auf eine Darmentleerung mittels Glaubersalz (Yippie! – nicht ...) und eine Reinigung des Körpers, die zwei Tage dauerte und während der ich nur Monokost wie Kartoffeln, Gemüse oder Reis zu mir nehmen durfte, folgte eine zweiwöchige Umstellungsphase, in der ich meinen Körper an den neuen Ernährungsplan gewöhnte. Pro Tag waren laut der Metabolic Balance-Diät drei kohlenhydratarme, eiweißreiche Speisen (Fisch, mageres Fleisch, Ei, Milchprodukte und dazu Gemüse) erlaubt. Die Mengen jeder Mahlzeit waren zudem stark begrenzt – für mich waren die Portionen viel zu klein! Nicht mal Gemüse durfte ich unbegrenzt essen. Alles musste gewogen und rationiert werden. Ein ziemlicher Arbeitsaufwand und nicht gerade tauglich für unterwegs – was ich allerdings ständig war. Natürlich fielen Restaurantbesuche damit auch erst mal flach! Ach, und falls ich es noch nicht deutlich genug gesagt habe: Hunger!

In der dritten Phase des Programms wurde die Lebensmittelliste erweitert, und es waren wieder mehr Kohlenhydrate erlaubt. Dazu kamen außerdem Cheat Days, an denen ich die strengen Mengenvorgaben ignorieren durfte. Damit wurde die ganze Sache schon eher was für mich ... Da der Einkaufs- und Zubereitungsaufwand für die frischen Speisen, die laut dieser Diät vorgesehen waren, extrem hoch war, spielten sich in den nächsten Wochen bei mir diverse Gerichte ein, die ich regelmäßig wiederholte. Mageres Fleisch auf grünem Salatbett zum Beispiel, dazu eine sehr dünne Scheibe Vollkornbrot oder eine Handvoll in Suppenbrühe gedünstetes Gemüse, eventuell mit Rindfleisch und dazu der obligatorische Apfel. Ja, ernsthaft, pro Tag *musste* ich einen Apfel essen. Ob das das Geheimrezept zum Abnehmen ist? Ich habe es leider nicht herausgefunden, denn nach vier Monaten hingen mir alle meine Standardgerichte inklusive penibles Abwiegen einfach nur noch zum Hals raus. Ich hatte keine Lust mehr auf zusammengefallenen Salat und kaltes Putenschnitzel aus der Tupperdose, während ich im Zug saß. Und genauso wenig hatte ich Lust, weiterhin daheim im stillen Kämmerlein auf meinen drei mickrigen Erbsen herumzukauen, während meine Freunde im Restaurant Pizza und Nachtisch verdrückten. Ein Social Life mit der Metabolic Balance-Diät? Nicht möglich!

Dafür, dass ich mich durchgehend mit einem grummelnden Magen und schlechter Laune herumschlug, zeigten sich an meiner Figur nur minimale Ergebnisse. An den Beinen hatte ich kein bisschen an Umfang verloren. Maximal die Speckpölsterchen am Rücken, unterhalb des BHs, waren verschwunden. Das war ehrlich gesagt ziemlich frustrierend. Wofür quälte ich mich denn eigentlich 24/7? Und so fing es dann an: hier mal eine Ausnahme, dann dort eine – und wie das so ist, schlich sich allmählich wieder mein »normales« Essverhalten ein. Als meine Heilpraktikerin schließlich auch noch mit der Idee um die Ecke kam, ich solle meine eigenen Sprossen züchten, war die Nummer für mich durch: Bye-bye, Metabolic Balance!

I FEEL LONELY, LOLOLOLOLONELY ...

Struktur gesucht, Tiefpunkt gefunden

2017

Wenn ich beruflich unterwegs war, war alles gut. Dann kam ich unter Leute und hatte einen straffen Tagesablauf. Zu Hause war das Gegenteil der Fall. In meinem Homeoffice-Alltag hatte ich null Routine und lebte einen ungesunden Lifestyle. YouTube lief super, doch die flexiblen Arbeitszeiten führten bei mir zu einem verdrehten Tag-Nacht-Rhythmus. Man hätte vielleicht denken können, dass ich mir einen faulen Lenz machte – wenn ich nicht tatsächlich so viel gearbeitet hätte. Allerdings bekam das »in the Making« ja keine Menschenseele mit. Außer vielleicht meine Nachbarn, die bei mir bis tief in die Nacht das Licht brennen sahen. Die Stille, die in meiner Wohnung herrschte, war an manchen Tagen und vor allem nachts kaum zu ertragen. Zwanzig Jahre lang war ich niemals wirklich allein gewesen, hatte zuerst mit zwei Brüdern und meinen Eltern zusammen-, danach bei meiner Gastfamilie gelebt – und plötzlich war es mucksmäuschenstill in meiner kleinen Wohnung unterm Dach. Es war wirklich, wirklich still! Ich hörte mich schnaufen, kauen, zu mir selbst sprechen!

»Willst du nicht mal studieren, damit du was hast?«, fragte mein Vater mich immer mal wieder die klassische Elternfrage. Und ich musste zugeben, selbst wenn ich nicht wusste, woher ich dafür die Zeit nehmen sollte, war die Vorstellung, durch ein Studium endlich einen Grund zu haben, morgens aufzustehen, verlockend. Auch der Gedanke, ein paar Stunden am Tag mit anderen Menschen zusammen in Vorlesungen und Kursen zu sitzen, trug dazu bei, dass ich mich schließlich nach einem Jahr reinen YouTuber-Daseins an der Hochschule Darmstadt bewarb. Zu dem Zeitpunkt saß ich gerade irgendwo im tiefsten Nirgendwo Kanadas. Nachdem ich meine Gastfamilie in den USA besucht hatte (bis heute mache ich das einmal im Jahr), stieg ich in den Flieger nach Toronto und nistete mich zwei Wochen bei entfernten Verwandten ein, die dort lebten. Ich wollte noch ein wenig herumreisen. In der Zeit in Kanada dachte ich viel über meine Strukturlosigkeit nach und schrieb intensiv mit einer Bekannten, die Onlinekommunikation in Darmstadt studierte. Ich interessierte mich ebenfalls für diesen Studiengang, aber nicht, um etwas über Onlinemedien zu lernen, denn damit beschäftigte ich mich ja bereits seit vielen Jahren. Ich wollte vor allen Dingen etwas machen, wo ich meine Kreativität einbringen konnte und das viel mit Projektarbeit zu tun hatte, da ich mich mit theoretischem Lernen allein eher schwertat. Ich war nie übertrieben ambitioniert gewesen, was meine Leistungen in der Schule betraf, und hatte immer irgendwo im breiten Mittelfeld mitgespielt. Grundsätzlich bin ich mehr der Praxistyp, und im Fall meiner Studienfachwahl hatte ich den großen Vorteil, dass ich durch meine jahrelange Erfahrung als Content Creatorin (wie man heute sagt) mit den meisten Inhalten des Lehrprogramms bereits vertraut war.

Eine Woche vor Ende der Bewerbungsfrist hatte ich quasi eine Standleitung zwischen meiner temporären Unterkunft in Kanada und meinen Eltern in Deutschland aufgebaut: »Könnt ihr mir diese und jene Unterlagen abfotografieren und schicken, bitte? Danke!« Noch auf meiner Reise versendete ich dann genau eine einzige Bewerbung. Hätte die Hochschule in Darmstadt mich nicht angenommen, wäre es das für mich gewesen! Dann hätte ich Vollzeit mit YouTube weitergemacht.

Glücklicherweise kam jedoch wenige Wochen später die Zusage, die mich zunächst aus meinem katastrophalen Trott heraus in ein normales soziales Leben katapultierte.

Ab September 2017, als ich mein Vollzeitstudium begann – natürlich zusätzlich zu meinem 24/7-YouTuber-Job –, veränderte sich in kürzester Zeit eine Menge. In der »Ersti-Woche« und im Unialltag lernte ich haufenweise neue Leute kennen. Zwei davon, Manu und Jasmin, nenne ich bis heute meine engsten Freunde, und allein deswegen zähle ich diese Entscheidung schon zu den besten meines Lebens.

Einige Lehrinhalte waren mir schon aus meinem beruflichen Alltag vertraut, wie beispielsweise Programme für Fotobearbeitung und Videoschnitt, trotzdem besuchte ich jede Vorlesung und jedes Gruppenseminar. Einfach weil es mir guttat, einen klaren Tagesablauf zu haben und mit meinen Kommilitonen zusammen im Hörsaal zu sitzen, der aufgeklappte Laptop vor mir. Während die anderen Notizen machten oder Spiele zockten, bearbeitete ich Kooperationsanfragen und schrieb mit meinem Management. Mit einem Ohr war ich trotzdem bei dem Dozenten, der vorn seinen Vortrag hielt. Im Anschluss an die Uni traf ich mich mit Freunden, drehte Jobs ab, und nachts schnitt ich das Material – Business as usual für Multitasking-Kati. Klar hätte ich das Studium auch in Teilzeit machen können, damit alles zusammen nicht in Stress ausartete, aber ich muss ehrlich zugeben: Ich mag es, viel zu tun zu haben. Psychisch ging es mir damit wesentlich besser. In dieser Zeit stellte ich außerdem meine erste Mitarbeiterin ein. Selina, die Frau meines Bruders, fing an, für mich zu arbeiten, während die Zwillinge der beiden zur Tagesmutter gingen. Zunächst unterstützte sie mich einen Tag pro Woche, half mir beim Sortieren von Unterlagen, mit Deko für Shootings und bei der Abwicklung von Verlosungen für die Community. Wir brauchten ein bisschen, um uns einzugrooven, aber es war schön, durch sie zumindest ein paar Stunden die Woche so etwas wie eine »Arbeitskollegin« zu haben.

Was außerdem enorm dazu beitrug, dass ich mich nicht mehr so einsam fühlte: mein Babykater Bailey! Als ich das weiße Fellknäuel mit dem grauen Gesicht wenige Monate nach meiner Rückkehr aus den USA zu mir geholt hatte, war er so klein gewesen, dass er genau in meine Hände gepasst hatte. Mit ihm war plötzlich ein weiteres Lebewesen in meiner Wohnung, das mir Gesellschaft leistete, mit dem ich spielen konnte und das mit mir auf der Couch schmuste. Von der ersten Stunde an war ich schwer verliebt in meinen vierbeinigen Mann im Haus. Umso härter traf es mich, als Bailey jetzt, nicht mal ein Jahr später, lebensbedrohlich erkrankte und eine emotionale Achterbahnfahrt zwischen Angst, Erleichterung und wieder Angst für mich begann.

Aber fangen wir von vorn an: Eines Tages sah ich, dass Baileys Hintern geschwollen war. Ich erschreckte mich total und ging natürlich sofort mit ihm zum Tierarzt. Dort erfuhr ich, dass die Analdrüsen bei Katzen manchmal verstopfen und diese dann ausgedrückt werden müssen. Uff. Nicht so schön. Der arme Bailey schrie wie am Spieß, und mir zersprang fast das Herz vor Mitleid. Als wir die Praxis verließen, war ich dennoch erleichtert, dass es nichts Ernstes war. Aufatmen!

Nur wenige Tage später allerdings ertastete ich einen Knubbel an Baileys Wirbelsäule, der mir sofort unnormal vorkam. Mit dem nächsten Schock in den Gliedern ging es also wieder zum Tierarzt. Dort wurde eine Biopsie des verdächtigen Gewebes entnommen und auf Zellveränderungen untersucht. Einige Tage später kam das Ergebnis: negativ. Ein Fels fiel mir vom Herzen, und mit etwas weniger Sorge im Gepäck ging's für mich wieder aufwärts in der Achterbahn. Doch so ganz beruhigt war ich noch nicht, denn Bailey zog sich immer häufiger in die letzte Ecke meines Kleiderschranks zurück. Es kam mir so vor, als ob er Schmerzen hätte. Über eineinhalb Monate hinweg war ich fast jeden oder jeden zweiten Tag mit ihm beim Tierarzt. Dort bekam ich schmerzstillende Medikamente für ihn verschrieben, die ich ihm jeden Morgen, bevor ich in die Uni fuhr, mit einer Spritze oral verabreichen musste. Es war ein täglicher Kampf, denn Bailey wollte nicht stillhalten und das Zeug unter gar keinen Umständen schlucken. Ich hätte gut und gern zwei Hände mehr gebrauchen können, um ihm das Mittel einzuflößen – doch ich war ja allein. Das war überhaupt mit am schlimmsten für mich. Diese ganze Sorge allein zu tragen. Niemand war da, der mich zum Tierarzt begleitete und mir die Hand hielt, während ich Bailey das Pfötchen zur Beruhigung streichelte. Zwar konnte ich immer meine Freunde anrufen und mit ihnen reden, aber die Entscheidungen musste ich selbst treffen. So wie die, ob eine zweite Biopsie gemacht werden sollte. Und schließlich: Chemotherapie, ja oder nein?

Für einen Moment dachte ich, mein Herz würde stehen bleiben, als sich herausstellte: Der Knubbel an Baileys Wirbelsäule war ein Lymphom, also eine Lymphknotenschwellung verursacht durch eine Art von Lymphdrüsenkrebs. Sein Krankheitsverlauf war bisher sehr selten bei anderen Katzen beobachtet und therapiert worden. Alles, was der Arzt mir erzählte, klang wie ein Todesurteil.

Trotzdem entschied ich mich am Ende für die Chemotherapie. Dank meiner Arbeit hatte ich glücklicherweise die finanziellen Mittel für die Behandlung. Jemand, der sich das nicht leisten kann, hätte schon beim Kostenvoranschlag abspringen müssen. Aber ich zahlte, ohne mit der Wimper zu zucken. Ich wollte meinen geliebten Kater retten und hoffte außerdem, dass durch die Behandlung Erkenntnisse gewonnen werden könnten, die anderen Tieren irgendwann von Nutzen sein würden. Jede Woche brachte ich Bailey von da an in die Tierklinik, wo er die Chemotherapie bekam. Wer eine Katze hat, weiß, dass allein die fast vierzigminütige Fahrt zur Klinik schon kräftezehrend für so ein sensibles Wesen ist. Bailey hasste es, im Auto transportiert zu werden. Es war ihm zu laut, und ihm wurde übel. Doch es half ja alles nichts, wir mussten es versuchen. Also zogen wir das vier Wochen lang durch, bevor sein kleiner Körper erst mal eine Pause bekam, damit die Medikamente ihre Wirkung entfalten konnten.

Bailey schien zunächst gut auf die Therapie anzuspringen. Er bekam zusätzlich Kortison, woraufhin die Schwellung am Rücken sofort zurückging und auch die Schmerzen nachließen. Vorsichtiges Aufatmen. Während seiner Behandlungspause – das war zur Weihnachtszeit 2017 – kehrte dann zum ersten Mal seit Monaten wieder annähernd so etwas wie ein normaler Alltag bei uns ein – ohne die tausend Arztbesuche, die Multitasking-Aufgabe Nummer drei für mich bedeutet hatten.

In diesem Zeitraum bekam ich über mein Management eine Anfrage für eine Kooperation mit einem Hersteller von Diät-Shakes. Eine Kollegin, die ebenfalls bei meinem Management unter Vertrag ist, hatte das Produkt schon aktiv beworben und war damit sehr erfolgreich gewesen, weshalb sie auch mich fragten, ob ich Lust auf das Thema hätte. In meinem Kopf sah der Gedanke hinter diesem Vorschlag natürlich so aus: *Die schlagen dir das vor, weil du dick bist!*

Da Komplexe nicht pausieren und ich eh mit dem Gedanken an eine Diät gespielt hatte, stimmte ich zu, die Shakes wenigstens einmal zu testen. Für mich war nämlich noch nie infrage gekommen, etwas blind zu bewerben, was ich nicht kannte und wovon ich am Ende vielleicht nicht überzeugt wäre.

Mit dem Starterkit zogen neben Shakern und Pulvernahrung also auch Maßband und die zugehörige Notizmappe bei mir ein, in der ich von nun an täglich mein Gewicht und meinen Umfang dokumentieren sollte. Wie bei jeder vorigen Diät legte ich auch dieses Mal ein Album auf meinem Handy an, wo ich meine Fortschritte bildlich festhalten würde, und nahm mir vor, zu Neujahr mit der

Shake-Kur zu beginnen. Ganz nach dem Motto: neues Jahr, neues Glück. Das wünschte ich mir nicht für mein Gewicht, sondern auch für Bailey.

Als ich am Abend vor dem offiziellen Start der Diät bei mir daheim zur Tür reinkam, bot sich mir jedoch ein trauriges Bild. Da lag Bailey mit heraushängender Zunge. »Oh, Bailey …« Ich nahm den kleinen Kerl auf den Arm und »untersuchte« ihn, soweit mir das als Laie möglich war. Dann bot ich ihm etwas zu trinken an, aber er wollte oder konnte nichts zu sich nehmen. Offenbar konnte er seine Zunge nicht bewegen. Sofort machte ich mir Sorgen, wie lange er wohl schon nichts mehr getrunken hatte. Ich war es zwar inzwischen gewohnt, dass Bailey gute und schlechte Tage hatte, dennoch rief ich in der Tierklinik an. »Kommen Sie direkt her, wenn es morgen früh nicht besser ist«, sagte die Dame am Telefon verständnisvoll. Ich blinzelte die Tränen aus meinen Augen. Erst mal tief durchatmen! Ich musste jetzt stark bleiben, für Bailey.

Am nächsten Morgen hatte mein flauschiger Mitbewohner seine Zunge allerdings wieder in seinem Maul, und so mixte ich mir meinen ersten Shake und ging mit einem etwas besseren Gefühl in die Uni. Die Hersteller der Shakes hatten mich in einem Gespräch schon darüber informiert, dass der Anfang hart werden würde, weil der Körper zunächst auf Zuckerentzug ging. Teil der Diät war, dass alle Mahlzeiten des Tages durch einen Shake ersetzt wurden – da musste man erst mal etwas leiden und durfte nicht verzagen. Okay, so weit, so gut. Der süße Geschmack und die breiige Konsistenz des Shakes waren zwar nicht meins, aber vielleicht würde ich mich noch dran gewöhnen. Ich hatte mir fest vorgenommen, das durchzuziehen. Komme, was wolle!

… und es kam. Als ich am nächsten Tag von einer Univeranstaltung nach Hause kam, kam mir Bailey im Flur entgegen. Er humpelte stark und zog eins seiner Hinterbeine nach. Erneut klingelten bei mir alle Alarmglocken. Ein Telefonat später saß ich mit ihm (und meinem Shake) im Auto auf dem Weg zur Tierklinik.

Der Arzt schaute mich ernst an, als ich ihm Bailey vorstellte. »Ich vermute, dass der Krebs trotz Chemo gestreut und sich im Kopf ein Lymphom gebildet hat«, sagte er. »Das würde dann auch die Lähmungserscheinungen erklären.«

Bailey sah schlecht aus und zeigte bei der Untersuchung keine Reflexe mehr. Mit Tränen in den Augen hielt ich sein Pfötchen fest und redete sanft auf ihn ein.

»Wir haben jetzt zwei Möglichkeiten«, sagte der Arzt. »Noch mal Kortison spritzen und gucken, wie er darauf reagiert, oder ein MRT machen.«

Ich nickte stumm. Schon wieder eine dieser schweren Entscheidungen.

»Ich will Ihnen aber nichts vormachen«, fuhr er fort. »Das MRT wird uns zwar Antworten liefern, aber Baileys Zustand nicht verbessern. Außerdem muss er dafür unter Narkose gesetzt werden.«

»Machen wir das MRT«, sagte ich leise. Wieder trieb mich die Hoffnung an, dass andere tierische Patienten in Zukunft vielleicht von den Ergebnissen profitieren könnten, selbst wenn es für meinen Liebling zu spät war.

Wie das letzte Häufchen Elend lief ich durchs Wartezimmer der hochmodernen Tierklinik, während die Ärzte meinen Schützling einem MRT unterzogen. Ich heulte und heulte, und mein Magen hing mir in den Kniekehlen. Außer einem Shake hatte ich ja noch nichts zu mir genommen an diesem Tag, noch nicht mal einen Kaffee, und so wanderte ich stundenlang die Gänge auf und ab, während ich auf die nächste Untersuchung, das nächste Gespräch wartete. Heute verstehe ich nicht mehr, warum ich mir damals nicht einfach einen Riegel aus dem Automaten zog, statt mich so zu quälen, aber Fakt ist, dass ich diese Diät damals durchziehen wollte – egal unter welchen Bedingungen. Zu oft hatte ich schon aufgegeben, also mixte ich mir den Shake an und zwang mir unter Würgen den klebrigen Vanilledrink rein.

Als wir nach sechs Stunden in der Klinik nach Hause geschickt wurden, hatte sich bestätigt, dass der Krebs im ganzen Körper gestreut hatte und Nervenbahnen in Baileys Gehirn lähmte. Dadurch fielen nach und nach sämtliche überlebenswichtige Funktionen aus. Mein armes Kerlchen konnte zu dem Zeitpunkt nicht mal mehr essen und trinken. Ich nahm ihn jetzt zum letzten Mal mit nach Hause, um mich von ihm zu verabschieden – etwas anderes konnte ich nicht tun, auch wenn es mein Herz brach. In meiner Wohnung angekommen, setzte ich meinen Liebling auf mein Bett und verbrachte die Nacht mit ihm. Er konnte zu dem Zeitpunkt überhaupt keine körperlichen Reaktionen mehr steuern. Der arme Kerl fiel mir vom Bett und pinkelte auf meine Decke, woraufhin ich mitten in der Nacht die Laken wechseln musste und ihn immer wieder behelfsmäßig übers Katzenklo hielt. Es brachte mich um, meinen Liebling so leiden zu sehen. Ich wollte nicht, dass er noch länger solche Schmerzen und Qualen ertragen musste. Am nächsten Morgen rief ich deshalb erneut beim Tierarzt an. Er bestellte uns für achtzehn Uhr in die Praxis. Keiner von uns beiden sprach aus, was dort passieren würde, auch wenn wir es beide wussten. Bis zum Abend lag ich schmusend mit Bailey im Bett, dann verabschiedete ich ihn – zusammen mit Marie und meiner Freundin Saadet, die dafür extra angereist kam – über die Regenbogenbrücke.

Eigentlich war ich nach diesem Verlust schon am Ende meiner Kräfte. Doch ich befand mich gerade mitten in der Klausurenphase an der Uni, und so musste ich bereits einen Tag, nachdem ich Bailey hatte einschläfern lassen, den Lernmarathon beginnen. Immer noch zog ich mir standhaft und konsequent nichts als die Shakes rein, während ich mir bei meinen Unileuten in einer Lernsession Ablenkung erhoffte. Dreimal am Tag mixte ich mir das Pulver in fettreduzierter Milch an. Bereits am zweiten Tag fühlte ich mich so schwach auf den Beinen, dass ich Angst um meine Gesundheit bekam. Ich kontaktierte den Hersteller. Wieder wurde mir eingebläut: Keine Panik, das ist nur der Zuckerentzug! Okay. Durchhalten, Kati! Schließlich wollte ich ja gute Ergebnisse auf der Waage und dem Maßband für meine Shape World-Notizmappe erzielen. Das immense Hunger- beziehungsweise Schwächegefühl war trotzdem kaum auszuhalten. Da ich irgendwo in den Unterlagen gelesen hatte, dass man Früchte zu den Shakes hinzugeben durfte, warf ich von nun an eine Handvoll Blaubeeren in jeden Drink. Besser wurde es davon nur minimal.

Nach einer Woche Quälerei hielt ich es nicht mehr aus. Ich konnte mich nicht aufs Lernen konzentrieren, und meine Psyche, die durch den Verlust meines Katers ohnehin schwer gebeutelt war, war am Boden. Also schrieb ich die Herstellerfirma der Shakes über Instagram an. Nachdem die Mitarbeiterin mir eine Weile gut zugeredet hatte, dass ich mich schon noch an die kleinen Portionen gewöhnen würde, fragte sie mich schließlich: »Du hast die Blaubeeren aber erst heute in den Shake gemixt und nicht schon während der Detox-Phase, oder?«

»Ähm«, tippte ich zurück. »Eigentlich schon. In der Beschreibung stand etwas von Blueberry Shake ...« Ich erklärte ihr, wie ich die Anleitung interpretiert hatte und dass ich schon seit einigen Tagen Blaubeeren zu meinen Shakes gab.

»Ja, das steht so in der Anleitung«, antwortete sie. »Aber Früchte dürfen erst ab der Abnehmphase untergemischt werden. In der Detox-Phase soll dir erst einmal der Zucker entzogen werden, und in Obst ist ja viel Fruchtzucker enthalten. Jetzt wissen wir auch, warum du immer noch nicht satt wirst ...«

Aha. Jetzt wissen wir's! Ich war mal wieder selbst schuld! Ich und meine Verfressenheit! Und drei böse, böse Blaubeeren ...

Somit hatte ich mich in der wahrscheinlich schlimmsten Woche meines bisherigen Lebens auch noch völlig umsonst gequält.

Obwohl mir der ganze Kram schon jetzt zum Hals raushing, startete ich in der Folgewoche noch mal neu. Während der Detox-Phase nahm ich dieses Mal ausschließlich die Shakes zu mir. Egal ob Schokogeschmack, Erdbeere oder Vanille – mein Schluckreflex wehrte sich irgendwann schon regelrecht gegen die eklige, klumpige Konsistenz und den synthetischen Geschmack der Drinks. Jeder Schluck war eine Überwindung, und ohne Nasezuhalten ging es teilweise gar nicht. Ex und hopp!

Ich stieg täglich auf die Waage, doch statt einen Gewichtsverlust zu verzeichnen, zeigte sie manchmal sogar mehr statt weniger Kilos an. Auch hatte ich den Eindruck, dass meine Beine mit der Zeit eher kräftiger statt schlanker wurden. Das war frustrierend ohne Ende, und ich konnte es mir nicht erklären. Heute weiß ich, dass unser Körper nicht immer funktioniert, wie wir uns das vorstellen, schon gar nicht, wenn wir ihn permanent durch Nahrungsentzug auf schlechte Zeiten einstellen. Es gibt aber auch noch viele andere Gründe, weshalb unser Gewicht schwanken kann, hormonell beziehungsweise zyklusbedingt zum Beispiel. Damals war mir das alles jedoch noch nicht bewusst, und wenn man diese natürlichen Gewichtsschwankungen nicht einordnen kann, ist das extrem demotivierend. So ging es mir zumindest, und ich strafte mich nach jeder Enttäuschung auf der Waage bei der nächsten Shake-Mahlzeit für mein Versagen ab, indem ich mir verbot, Früchte in den Drink zu mixen.

Irgendwann durfte man laut Diätplan eine Mahlzeit am Tag durch »richtiges« Essen ersetzen. Aber selbst »eine normale Mahlzeit« bedeutete in der Welt der Pulverdrink-Ernährung nicht, dass man sich beim Italiener Salat mit Chicken Pasta bestellen durfte. Da war maximal die Gemüsepfanne drin, und selbst die enthielt ja böses Öl.

Die Liste der bösen Lebensmittel in meinem Kopf wurde zunehmend länger, und mit meiner psychischen Verfassung ging es noch weiter bergab. Wirklich entspannt war meine Einstellung zum Essen ja noch nie gewesen, allerdings hatte bis zu diesem Zeitpunkt Obst noch nie auf meiner Blacklist gestanden. Willkommen, liebe Banane, mach's dir doch gleich hier unter den bösen Kohlenhydraten bequem!

Trotz allem zog ich die Diät drei Monate lang durch und verlor damit tatsächlich ein paar wenige Kilos (wovon der Großteil am Anfang übrigens hauptsächlich Wasser war). Dieser »Erfolg« stand allerdings in keiner Relation zu dem, was ich mir dafür antat. Meine Beine hatten erneut nichts von ihrem Umfang verloren und kamen mir sogar zunehmend dicker vor. Als ich dann meinen jährlichen Besuch bei meiner Gastfamilie antrat, verweilte das eklige Shake-Pulver erst mal drei Wochen in meinem Koffer, und alles, was ich in meinem Reisegepäck wieder mit nach Hause brachte, war der Jo-Jo-Effekt.

The Elephant in the Room

Nervenzusammenbrüche und Mascaratränen

2018/2019

Und ich repräsentiere hier die Mollige, oder wofür haben die mich eingeladen?, war mein erster Gedanke, als ich beim esmara-Design-Day im August 2018 auf meine wunderschönen Kolleginnen Patrizia Palme und Shanti Joan Tan sowie die *GZSZ*-Darstellerin Valentina Pahde traf. Wir waren die vier Girls, die ihren eigenen Look für den Lidl-Onlineshop entwerfen durften. Natürlich redete mir Motzi wieder ein, dass sie mich wahrscheinlich nur ausgewählt hatten, um Diversity in die Runde zu bringen und die Kundinnen anzusprechen, die ebenfalls keine Modelmaße vorzuweisen hatten – von diesen Frauen war hier allerdings keine einzige in Sicht. Somit fühlte ich mich während des Workshops mal wieder allein wie Miss Piggy, und das, obwohl ich vor fünf Tagen extra noch schnell eine weitere Shake-Kur gestartet hatte, nur damit ich wenigstens alles an Wasser verlor, was in der Kürze der Zeit möglich war. Demnach hatte ich also auch seit fünf Tagen nichts Richtiges gegessen, maximal eine Karotte zwischendurch, wenn ich das Gefühl gehabt hatte, sonst zusammenzuklappen. Etwas wackelig auf den Beinen vor Anspannung und Unterzucker schleppte ich meinen Koffer mit den mitgebrachten Outfits in die Garderobe. Überhaupt etwas zu finden, war im Vorfeld schon die reinste Monsteraufgabe gewesen. In den letzten Monaten war ich zusehends aus meiner Garderobe herausgewachsen und konnte mir das überhaupt nicht richtig erklären. So viele meiner einstigen Lieblingsoutfits passten nicht mehr, ich kam in keine einzige Jeans rein, und mir graute unbeschreiblich davor, mich hier im direkten Vergleich mit den anderen für die Pressefotos zur Lidl-Kampagne ablichten zu lassen. Meine Kolleginnen trugen alle knappe Shorts und beinfreie Röcke, und auch mir hatte die Stylistin ein grünes, kurzes Kleid verpasst, um uns alle farblich aufeinander abzustimmen. Ich muss wohl nicht erwähnen, dass meine hässliche Versteck-mich-Strumpfhose hier keine Option war und ich mich neben den anderen Mädchen wie eine Dampfwalze fühlte! Statt mir ein Loch in den Kopf zu freuen, dass ich hier dabei sein durfte und professionelle Modedesigner meine ganz persönliche Fashion-Kollektion mit mir entwarfen, konnte ich mich überhaupt nicht auf die schönen Momente konzentrieren, weil ich mich gedanklich nur auf meine Unsicherheiten fixierte. Permanent hatte ich das Kamerateam im Blick und hoffte, dass sie mich bloß von oben zeigten, nicht etwa meinen Hintern oder meine Beine zu nah ins Bild brachten, während sie uns dabei filmten, wie die Designer unsere Ideen umsetzten.

Lächeln! Bauch einziehen! Brust raus! Motzi befahl mir wieder genauestens, was ich zu tun oder zu lassen hatte – und wenn es nach ihr ging, hatte ich selbstverständlich in den Pausen die Finger vom Buffet zu lassen! Mit knurrendem Magen machte ich einen großen Bogen um die belegten Brötchen. Nur weil mir so schwindelig war, scannte ich die Snacks überhaupt, aber blanke Karotten gab es nicht. Also holte ich mir ein großes Glas Wasser und betete, dass mir nicht schwarz vor Augen werden würde, als wir uns nach der Pause fürs Gruppenfoto positionierten.

Die Projektleiterin und die Fotografin positionierten uns werbewirksam vor dem »Kreativtisch«, auf dem wir unsere Kollektionen entwarfen. Stoffe, Nähmaschine – der Arbeitsplatz sah nach schöpferischem Output aus, und wir vier standen breit grinsend dahinter. Zumindest meine Lippen verzogen sich zu so etwas wie einem strahlenden Lachen. Doch innerlich schrie und heulte ich. Da stand ich zwischen den drei schlanken Mädchen und versuchte, meine Beine hinter ihren zu verstecken. Auf dem Gruppenfoto ging das sogar noch ganz gut, weil die Fotografin mich etwas nach hinten versetzt positioniert hatte. *Natürlich hat sie das!*, keifte Motzi in meinem Kopf. *Damit die schönen Mädchen dich kaschieren!*

Ich kämpfte mit den Tränen. Meine rot geschminkten Lippen fühlten sich vom künstlichen Grinsen verkrampft an, und mein Blick transportierte sicher nicht die Fröhlichkeit, die mein Dauer-Smile so dringlich verkaufen wollte. Ich versuchte, den Kloß im Hals wegzuatmen, bis wir die Gruppenfotos im Kasten hatten. Die anderen Mädchen quasselten, lachten mit offenen Mündern und warfen sich in ausgelassene Posen. *Komm schon, Kati, du schaffst das! Einatmen. Ausatmen. Mundwinkel hoch!* Als der Fotograf uns endlich entließ, rannte ich förmlich auf die Toilette und brach dort in Tränen aus. Ich fühlte mich wie ein Elefant, der aus einem Puppenkleid herausplatzte, es war affenheiß, und meine Beininnenseiten waren wundgescheuert, weil meine nackten, verschwitzten Oberschenkel permanent aneinanderrieben!

Ob ich mich doppelt und dreifach in meine Komplexe hineinsteigerte, weil ich vor lauter Hunger am Ende meiner Nerven war, oder ob ich zu Recht so am Rad drehte, weil ich fette Kuh hier einfach nichts zu suchen hatte, konnte ich an diesem Tag nicht mehr einschätzen. Alles, was ich wusste, war, dass ich auf dem Klo saß und einen Nervenzusammenbruch hatte. Es war mir wirklich ein Rätsel, wie ich das Einzelshooting überleben sollte, denn wohinter sollte ich meine Beine verstecken, wenn niemand um mich herum mir Deckung gab?

Mit Wasser und Klopapier versuchte ich, ein bisschen was zu retten, und schob es schließlich auf die Hitze, dass mein Make-up verlaufen war und ich nachgeschminkt werden musste, bevor der Fotograf mich ablichten konnte.

Zu allem Übel sollte ich auch noch vor dem Tisch posen. Nicht dass die dünne Tischplatte mir enorm viel Deckung geboten hätte, aber wenigstens fühlte ich mich hinter irgendwelchen Gegenständen immer etwas sicherer. Doch im kurzen Kleid direkt vor der Linse des Fotografen kam ich mir entblößt und ausgeliefert vor wie nie! Meine nackten Beine, auf dem bisherigen Höchststand meines Gewichtes, im Blitzlichtgewitter. Das olivgrüne Sommerkleid bildete einen heftigen Kontrast zu meinen blassen Schenkeln, die so selten Tageslicht abbekamen. Vom langen Stehen waren meine Beine schwer wie Blei, und so fühlte es sich erst recht an, als versuchte ich, zwei Elefanten unsichtbar zu machen.

Am Ende des Tages hatte keine einzige Zelle meines Körpers auch nur noch einen Funken Energie geschweige denn Selbstachtung übrig. Das Loch in meinem Bauch war von sich selbst geschluckt worden, was mir vorteilhaft erschien. Denn bis ich eines Tages auch nur annähernd so schlank war, dass ich mich nicht mehr so schrecklich fühlen müsste wie heute, würde ich wohl noch einige Monate auf feste Nahrung verzichten müssen.

Grundsätzlich machte ich mit sämtlichen wahllosen Diäten, die auf schnellen Gewichtsverlust abzielten, alles nur noch schlimmer. Anstatt etwas Gesundes für meinen kranken Körper (was ich damals ja noch nicht wusste) zu tun, hörte ich auf meine kranke Seele und dachte, wenn ich nur schlank wäre, wäre endlich alles gut. Doch die Art, wie ich vorging, war das Problem: Ich arbeitete mit dem Vorschlaghammer an meinem »Problem«. Und ohne es damals zu wissen, fütterte ich mit meinem falschen Essverhalten meinen Körper, bis er explodierte.

Abgesehen von mehreren Ohrfeigen für mein Selbstbewusstsein und dem Nervenzusammenbruch auf der Toilette war das Outcome dieses Tages: Pressefotos aus der Hölle! Am liebsten hätte ich überhaupt keines freigegeben. Meine Beine sahen grobknotig aus und waren übersät mit Cellulite. Um meine Knie herum tummelten sich riesige dunkle Schatten und blaue Flecke, bedingt durch die Wassereinlagerungen vom vielen Stehen. Optisch wurden die dunklen Stellen noch dadurch verstärkt, dass die gesamte Belichtung der Aufnahmen sich auf mein Gesicht und meinen Oberkörper konzentrierte. Allein die Vorstellung, dass diese Fotos auf sämtlichen Social-Media-Kanälen gepostet und an Presseportale weitergeleitet werden würden, bereitete mir ein Magengeschwür. Ich forderte mindestens noch zweimal eine größere Auswahl an Fotos an, aber das Ergebnis blieb dasselbe: Meine Beine sahen auf jedem Bild grässlich aus!

Statt mich zu freuen und es wertzuschätzen, dass die Presse über mich berichten wollte, sagte mein Kopf nur: *Mimimi, meine Beine …*

Am Tag des Fittings unserer Kollektion erreichte das ganze Drama seinen Höhepunkt: Ich hatte eine marineblaue Culotte aus einem leichten, fließenden Stoff entworfen, die an den Beinen weit geschnitten war und bis hinunter zu den Waden reichte. Der Bund saß lässig auf der Taille, sodass alles, was ich verstecken wollte, schön hinter dem dunklen Stoff verschwand – eine typische Kati-Hose. Ebenfalls typically me sah mein Look außerdem mehrere Lagen vor, denn wie ich schon erwähnte, umspielte ich meine Figur gern mit Jacken und Accessoires. Dafür designte ich eine Jeansjacke mit meinem eigenen Motto »Maybe Perfect« und kombinierte sie mit dem Must-have 2018: einer Gürteltasche in Knallrot mit goldenen Elementen, die sich ganz easy zu einer Crossbody Bag umfunktionieren ließ. So weit, so gut. Doch dann kam die Anprobe und mit ihr mein nächster Breakdown.

Egal in welcher Konfektionsgröße mir meine Hose – meine eigene Hose, die extra für meine Problemfigur designt war – gebracht wurde, sie passte mir nicht! Wir arbeiteten uns unter Stöhnen und Japsen hoch bis zu Konfektion 46. Diese Größe fasste dann endlich das Volumen meiner Beine. Der Bund war mir natürlich viel zu weit, und so begann das Team, mich mit Stecknadeln in das Teil einzuarbeiten. Das alles vor den Augen meiner Kolleginnen, die natürlich ohne Probleme ihre Kollektionen in den Größen 34 und 36 anzogen.

Ich wollte im Boden versinken, heulen, sterben, alles gleichzeitig. Ich schämte mich so sehr. Wofür quälte ich mich am laufenden Band mit Verzicht, wenn sich an meiner Figur doch nichts änderte? Trotz sämtlicher Diäten sah ich keine Erfolge. Das war doch nicht normal!

Im Lauf der kommenden Monate führte dieser Gedanke dazu, dass ich einfach nur noch resignierte und mir dachte: Dann kann ich ja essen, was ich will! Ich fing an, das ganze Fett in meinem Körper, das eh nie mehr von allein weggehen würde, noch mehr zu nähren – und zwar nonstop.

Katja, 50 Jahre, Betroffene:
»Wenn ich mir Bilder von früher anschaue, vermute ich, dass sich das Lipödem schon in meiner Pubertät abgezeichnet hat. Damals hatte ich allerdings noch keine Schmerzen. Nach meiner zweiten Schwangerschaft bin ich dann so richtig explodiert. Wenn ich mit Freunden unterwegs war, haben sie sich immer gewundert, dass ich geschnauft habe wie ein Walross, sobald es bergauf ging. Sie fragten dann, wieso ich so aus der Puste sei, wo ich doch immer so viel Sport machte. Ja, den Grund dafür begriff ich selbst erst, als die Diagnose kam. Bis es jedoch so weit war, schämte ich mich immer mehr und dachte, ich sei nicht fit genug und eine faule Sau.

Ich war bei zwei Phlebologen. Der erste hat mir Rundstrick verschrieben, der zweite meinte, mir könne nur eine OP helfen und ich solle mich außerdem nicht so anstellen, denn bei Lipödem hätte man keine Schmerzen. Keine der vorgeschlagenen Lösungen war für mich akzeptabel. Deshalb ging ich mit der Diagnose zu meinem Hausarzt. Dieser verschrieb mir eine Lymphdrainage und eine Flachstrickkompression. Er ist immer sehr bemüht und hilft mir, wo er kann, ist aber eben kein Spezialist. Darum habe ich mich bereits bei mehreren Privatkliniken vorgestellt. Allerdings ist so eine Operation ja nicht bezahlbar ...

Im Moment wird das Lipödem schlimmer, und ich nehme stetig zu, egal was ich esse. Dafür schäme ich mich enorm und ich möchte gar nicht mehr aus dem Haus gehen. Zudem bin ich total ungelenkig geworden und fühle mich momentan eher wie eine Achtzigjährige. Meine Klamotten passen nicht mehr, und ich könnte nur noch heulen. Schwimmen gehen mit diesen Beinen – für mich unvorstellbar. Ich ekle mich vor mir selbst! Wie soll es da anderen gehen, wenn sie mich sehen? Wie ich diesen Selbsthass abstellen kann, weiß ich nicht. Ich sage mir immer: Die, die mich schon lange kennen, mögen mich, wie ich bin. Aber mit neuen Bekanntschaften ist es halt schwierig. Ich habe das Gefühl, die Leute meiden mich. Zum Glück macht es meinem Mann nicht so viel aus. Manchmal sagt er, es sollte nicht unbedingt mehr werden. Tja, was soll ich dazu sagen?

Eine Weile lang war ich bei einer Heilpraktikerin und habe mich mit Eigenblut und verschiedenen Nahrungsergänzungsmitteln behandeln lassen, Schröpfen hat auch gutgetan. Aber das sind alles Dinge, die man dauerhaft machen muss, und das leert den Geldbeutel ganz schön. Von der Krankenkasse wird nichts von all dem übernommen. Die bewilligt nur die Lymphdrainage und den Flachstrick (zwei pro Jahr). Eine Ernährungsberatung habe ich auch schon bekommen. Mir wurde geraten, gänzlich auf Weizenprodukte und Milchprodukte zu verzichten, am besten auch auf Zucker. Nun ja, da bleibt jetzt nicht mehr ganz so viel übrig … Trotzdem habe ich es eine Zeit lang durchgezogen, und es hat wirklich geholfen. Die Schmerzen waren weniger, und ich habe auch ein paar Kilos verloren. Sobald man mal die Zügel locker lässt, ist der ganze Erfolg allerdings in Nullkommanix dahin.

Ich bin noch immer hin- und hergerissen, ob ich mich operieren lassen soll. Das ist ein riesiger Eingriff, und ich habe wirklich Angst davor. Schlussendlich ist es aber vor allem eine Geldfrage. Leider zahlt die Krankenkasse die Operation nicht, und ich denke, ich werde sie mir nicht leisten können. Dazu müsste ich einen Kredit aufnehmen. Wenn der Leidensdruck noch größer wird, wüsste ich allerdings nicht, worin sonst meine Rettung läge.«

Eine der wenigen positiven Erinnerungen, die ich an die ganze Lidl-Kampagne habe, ist, dass meine leichte Sommerhose sofort ausverkauft war und bei den Frauen – speziell auch bei denen mit kräftigeren Beinen – super ankam, weil der leichte Stoff nicht an den Schenkelinnenseiten rieb und somit allen, die das Problem kennen, ein guter Begleiter an heißen Tagen war. Sonst war jeder einzelne Moment, der ganze Erfolg, überschattet von den inneren Dramen in meinem Kopf. Und das alles nur wegen meiner Figur! So war das immer, jedes schöne Erlebnis wurde von meinen Beinen zerstört. Ganz egal wann, wo, mit wem. Danke, Motzi!

Auf dem Weg zum Gipfel …

Auf dem Höchststand meines Gewichts und am Tiefpunkt meines Selbstwertgefühls

2019

Kurz vor dem Launch meiner Kollektion im Frühjahr 2019 reiste ich nach Südafrika, um meine amerikanische Gastfamilie dort zu treffen, die beruflich bedingt mittlerweile in Pretoria lebte. Was der bisher größte und schönste Urlaub meines Lebens werden sollte, war nicht etwa geprägt von den Eindrücken, die ich von Safaris mit nach Hause nahm, dem Beobachten wilder Tiere und dem Blick auf den Tafelberg, sondern von kräftezehrenden Fußmärschen in langen Hosen bei dreißig Grad Celsius und den verzweifelten Versuchen, Pool-Outfits zusammenzustellen, die meinen Körper versteckten, der innerhalb des vergangenen Jahres explodiert war. Ich kann noch nicht mal beziffern, wie viele Kilos ich zugelegt hatte, weil ich mich nicht auf die Waage traute. Ich hatte Angst vor dem Ergebnis, das sie anzeigen würde. Aber natürlich merkte ich an meinen Klamotten, die mir ständig zu eng wurden, dass ich Größe um Größe zulegte, ich sah die Pausbäckchen im Spiegel, die zunehmend wohlgenährter aussahen, meine Oberarme, die ständig an Umfang zunahmen und die ich mittlerweile mindestens in T-Shirt-Ärmeln versteckte, während trägerlose Kleider nur noch im Notfall infrage kamen. Mein Hintern und meine Oberschenkel waren wirklich massiv kräftig geworden, und eigentlich müsste ich zur Beschreibung dafür ein krasseres Wort verwenden, aber das will ich meiner Seele nicht antun. Bei jeder Bewegung spürte ich mittlerweile die Gewichtsmasse, die auf meinen Knochen lastete.

Am allermeisten fiel es mir auf, wenn ich mit meinen Gastkindern herumtollte und längst nicht mehr dieselbe Power und Ausdauer wie in Amerika hatte. Das Wohnhaus lag an einem Hang, und die Kids rannten den ganzen Tag den Hügel hoch und runter. Mich da hinterherzuschleppen war unmöglich, genauso wie Fußball spielen und all die Aktivitäten, die ich noch vor drei bis vier Jahren in den Staaten jeden Tag mit ihnen gemacht hatte. Wenn ich mich mit den Kids zum Spielen hinkniete, schliefen mir schon nach kurzer Zeit die Beine ein. Mein Gewicht war allerdings nicht nur beim Herumtoben hinderlich, sondern es war mir auch optisch superunangenehm vor meiner Gastfamilie, vor allem vor Elizabeth und Ben. Daher ging ich auch nie in den Pool, weil ich mich auf keinen Fall im Bikini zeigen wollte. Die Kinder bettelten natürlich andauernd: »Komm doch rein, Kati! Pleeeaaase!« Doch ich blieb lieber am Rand des Schwimmbeckens sitzen, mit hochgekrempelter Stoffhose, ließ meine Waden ins Wasser baumeln und warf ihnen von dort aus Bälle zu.

Wie gut, dass ich meine Lieblingshose dabeihatte. Sie war extrem praktisch und eignete sich perfekt für die Zeit im Garten und im Haus, denn sie war an den Außenseiten der Länge nach geschlitzt, sodass jedes Bein eigentlich nur von zwei losen Stoffbahnen verdeckt wurde. Dadurch hatte ich Sichtschutz, aber etwas Frischluft, und gleichzeitig konnte ich die losen Stoffteile auf unterschiedlichen Höhen zusammenknoten, sodass entweder nur die Knöchel oder (wie am Pool) die ganzen Waden frei lagen. Hosen waren ohnehin mehr denn je das Thema bei mir. Ich hatte ausschließlich lange Exemplare eingepackt, denn ich hatte keine andere Option, wenn ich verhindern wollte, dass sich die nackten, verschwitzten Innenseiten meiner Oberschenkel aneinander wund rieben und dadurch entzündeten. Jeden Tag schmierte ich Wund- und Heilsalbe auf meine Haut, um sie zu beruhigen.

Beim Wandern durch weitläufige Tierschutzgebiete, wo Elefanten und Affen in eingezäunten Arealen vor Wilderern Schutz fanden, stieß ich in diesem Urlaub an meine körperlichen Grenzen. Zu unseren Tagesausflügen starteten wir schon immer ganz früh morgens um vor der großen Hitze rauszukommen. Meistens saßen wir bereits um sieben Uhr im Auto, da schon um acht die Tour losging. Das ganze Leben begann hier gefühlt früher. Trotzdem war es im März, was ungefähr dem südafrikanischen Spätsommer entspricht, am Vormittag schon sehr warm. Bis zum Mittag war es kaum noch auszuhalten, in der brütenden Hitze über Hängebrücken und auf von Pflanzen überwucherten Pfaden durch die Reservate zu streifen. An dem Tag, an dem wir die Elefanten besuchen gingen, trug ich eine Stoffhose mit null Stretchanteil – ich weiß heute nicht mehr, wieso ich sie damals im Geschäft überhaupt gekauft hatte. Beim Anziehen am Morgen hatte ich sie kaum über meinen Hintern bekommen. Am Po und an den Oberschenkeln saß sie knalleng, und bei jedem Schritt, den ich machte, pressten sich meine riesigen Dellen durch den Stoff. Ich übertreibe nicht, wenn ich sage: Ich fühlte mich selbst wie ein Elefant in diesem Gehege. Meine Oberschenkel waren so dick geworden, dass ich meine Füße beim Gehen nicht einmal mehr voreinandersetzen konnte, weil die Masse im Weg war. Mein Gang hatte sich mehr zu einem Eiern entwickelt, einem Pendeln von rechts nach links, und wenn ich stillstand, erkannte man eine sich anbahnende X-Bein-Stellung.

Jeder Ausflug wurde für mich zu meinem persönlichen Survival Trip. Zwei Stunden den Lion's Head hinaufsteigen, um einen Blick auf den gegenüberliegenden Tafelberg zu werfen? Sightseeing in Kapstadt? Während die Kinder herumsprangen wie Rehkitze und

Elizabeth und Ben – sportlich wie immer – ohne Verschnaufpause die langen Strecken zurücklegten, hatte ich das Gefühl, eine Tonne vor mir herzurollen. Am liebsten hätte ich alle fünf Minuten eine kleine Rast gemacht. Aber ich schämte mich, das zuzugeben, also biss ich mich durch. Und innerlich machte Motzi mich fertig: *Kein Wunder, dass du so schnaufst bei deinem dicken Hintern! Du machst ja auch viel zu selten Sport!*

Damals wusste ich ja noch nicht, dass ich am Lipödem leide, und dachte einfach, dass alles so anstrengend für mich war, weil ich Übergewicht und keine Disziplin hatte. Heute weiß ich, dass viele Patientinnen die Wassereinlagerungen in den Beinen sehen und auch spüren. Aber ich konnte das damals überhaupt nicht zuordnen. Wenn überhaupt, dann hätte ich gesagt, meine Beine fühlten sich permanent schwer an. Doch prinzipiell schob ich meine Beschwerden auf meine schlechte körperliche Verfassung im Allgemeinen.

Wenn ich mir heute die Videos auf meinem Handy ansehe, die teilweise aus der Perspektive meiner Gastmutter aufgezeichnet wurden, als sie zum Beispiel hinter mir auf dieser Hängebrücke im Elefantenpark lief, dann tut mir die Kati von damals richtig leid. Gefühlt ist das ganze Bild ausgefüllt von Hinterteil und Oberschenkeln. Bedingt durch meinen entstellten Gang schwankte ich beim Laufen von rechts nach links. Meine Gastfamilie sprach mich damals übrigens nie auf meine starke äußerliche Veränderung an. Dafür waren sie alle zu höflich. Aber ich denke mir oft: You've seen me in my best shape and my worst.

Sarah, 29 Jahre, Betroffene:
»Ich hatte immer heftige Schmerzen in den Beinen, konnte oft nicht lange stehen, was man als Friseurin leider jeden Tag machen muss. Im Sommer hatte ich dicke Beine durch die

Wassereinlagerungen und blaue Füße. Irgendwann musste ich dann meinen Beruf aufgrund der Schwere des Lipödems aufgeben. Mein behandelnder Arzt sagte, ich dürfe keine Tätigkeit mehr ausüben, bei der man den ganzen Tag sitzen oder stehen muss. Beim Treppensteigen, auf langen Spaziergängen oder bei sehr starken Steigungen benötigte ich ab und zu eine Pause, da mir meine Beine wehtaten.«

In jenem Sommer, 2019, ging es dann Schlag auf Schlag. So wie mein Körper ganz plötzlich auseinandergegangen war, kamen auch meine Beschwerden gefühlt über Nacht. Jeden Morgen beim Anziehen gab es nun neben der altbekannten Standardfrage »Wie verstecke ich meine Beine heute wieder?« ein anderes Problem zu bedenken: Wie überstehe ich den Tag oder die Nacht stehend, laufend oder tanzend, ohne dass meine Beine sich aneinander wund scheuern?

Es gibt so viele Momente, die mir in diesem Zusammenhang einfallen. Mein Geburtstag im Hochsommer zum Beispiel oder wenn ich mit Freunden feiern ging – ein Anlass, zu dem ich natürlich auch mal ein schönes Kleid tragen wollte und nicht immer nur meine ollen Stoffhosen oder meine Hollister-Jeans, von der ich mittlerweile das dritte Ersatzmodell in noch einer Nummer größer besaß, da die Vorgänger sich stets an der gleichen Stelle an der Innenseite meiner Schenkel durchgerieben hatten, bis kein Stoff mehr übrig geblieben war.

Irgendwann war es so weit, dass ich mir Oberschenkelbänder anschaffte – oder »Anti-Scheuer-Bänder«, wie ich immer sagte. Die kann man sich vorstellen wie sehr breite Strumpf- oder Schweißbänder für die Oberschenkel, die an den Innenseiten mit Silikonstreifen versehen sind, damit sie an der Haut haften bleiben. Die Bänder sind aus einem sehr glatten Stoff und sollen verhindern, dass die

Haut der Oberschenkel aneinanderreibt. Unter längeren Kleidern trug ich alternativ zu den Bändern oft auch kurze Hosen, um das Scheuern zu unterbinden. Aber die perfekte Lösung boten weder die Hotpants noch die Bänder.

In dem Zusammenhang erinnere ich mich auch an die Hochzeit zweier Bekannter von mir im Juli 2019 in Wien. Es war ein besonders heißer Sommertag, und ich trug ein Kleid, das zu kurz war, um eine Hose darunterzuziehen, also streifte ich die elastischen Oberschenkelbänder über. Wir tanzten die ganze Nacht durch. Vom Schweiß rutschten mir die Dinger allerdings runter, und ich rannte alle paar Minuten zur Toilette, um sie wieder zu richten. Gefühlt verbrachte ich während der ganzen Feier mehr Zeit auf dem Klo als bei den anderen Partygästen und war mit meiner Aufmerksamkeit permanent bei den Bändern, die unter meinem Kleid ihre eigene Party feierten. Meine Oberschenkel waren schließlich trotzdem so aufgescheuert, dass sie brannten und ich bei jeder Bewegung, die ich machte, das Gefühl hatte, rohes Fleisch würde aneinanderreiben.

Als wenige Wochen später in diesem Jahr meine Haut schließlich so unter Spannung von den Wassereinlagerungen stand, dass mich die Pfoten meiner Katze Cooper – die einige Monate nach Baileys Tod bei mir eingezogen war – schmerzten, wenn sie über meinen Schoß tapste, war bei mir der Punkt gekommen, an dem ich mir dachte: Das ist doch nicht normal! Was wiegt so eine Katze? Fünf Kilo? Jede einzelne Pfote fühlte sich so an, als würde mir jemand mit einem Hammer auf die Beine schlagen. Schlag den Lukas! Bloß dass das hier kein Spiel zum Kräftemessen war und ich nicht auf dem Rummel, sondern in meinem Wohnzimmer auf der Couch, wo mir meine Katze über die Beine streifte und eine Spur aus blauen Flecken auf meiner Haut hinterließ.

Die sichtbaren Hämatome auf meinem Körper waren das eine, das andere waren die Spuren auf meiner Seele, die niemand sah. Der jahrelange Kampf gegen die Kilos, gegen die Problemzonen, gegen den eigenen Körper hat mich zermürbt.

Nichts brachte etwas gegen mein Leiden, und ich hatte die Hoffnung schon fast aufgegeben, als wieder einmal jemand aus meiner Community mir eine Nachricht schrieb und damit zum ersten Mal nicht auf taube Ohren (und meinen Sturkopf) stieß.

Liebe Kati,

ich will dich damit nicht ärgern, aber du siehst so aus, als könntest du eine gewisse Krankheit haben. Google doch mal Lipödem. Ich leide selbst an dieser Krankheit und dachte, vielleicht kann ich dir irgendwie helfen.

Liebe Grüße
Jana

Und im Gegensatz zu den vielen Malen in der Vergangenheit, in denen ich von den gut gemeinten Ratschlägen nichts hatte hören wollen, gab ich jetzt endlich dieses Wort in das Suchfeld bei Google ein: »Lipödem« – und suchen!

Silvi Carlsson (@silvicarlsson), 29 Jahre, Betroffene:
»Ich hatte schon immer ganz leicht blaue Flecke bekommen. Irgendwann fingen dann aber die Schmerzen an. Beim Joggen und Seilspringen nahm ich schmerzhafte Erschütterungen wahr, sodass ich nicht mehr richtig Sport machen konnte. Das war eigentlich das Schlimmste daran, weil ich dadurch plötzlich so eingeschränkt war und diese Schmerzen mit nichts in Zusammenhang bringen konnte. Da sie zunächst auch nicht so schlimm waren, dass ich mein Leben nicht mehr hätte bewältigen können, ging ich auch nicht zum Arzt, um zu fragen: ›Hallo, woher kommt das denn?‹ Zumal ich mit dieser Thematik, wie bereits in einem früheren Kommentar erwähnt, auch aufgewachsen bin und meine Mutter immer sagte: ›Das ist halt bei uns in der Familie so.‹

Ich glaube, das war mein größtes Problem, weil ich dadurch immer dachte, ich könnte nichts dagegen tun und müsste das so hinnehmen.«

DA GIBT'S SO WAS …

… das nennt sich Lipödem

Juni 2019

Wow! Oder eher: *Krass! Diese Beine sehen aus wie meine!*, waren meine ersten Gedanken, als mir das Google-Suchergebnis zu »Lipödem« entgegensprang und ganz oben Bilder von betroffenen Frauen angezeigt wurden: grobknotige, unverhältnismäßig dicke Oberschenkel und Waden, teilweise übersät mit dunklen Schattierungen und blauen Flecken.

Einige Fotos zeigten extremere Beispiele, bei deren bloßem Anblick es mich bereits schmerzte, so überladen waren die unteren Extremitäten mit Fettgewebsmassen. Auf einem Bild hatten die Waden der betroffenen Frau dasselbe Volumen wie die Oberschenkel, und ihre Beine standen dicht aneinandergepresst wie zwei dicke Stämme, auf einem anderen Bild waren schon deutliche Gelenkfehlstellungen wie X-Beine zu erkennen. Eine Welle der Panik stieg in mir auf, und mein Blick flog zu den Textfetzen unter den Bildern in der Suchergebnisleiste:

Lipödem

Bei einem Lipödem ist das Unterhautfettgewebe vermehrt. Meist betreffen die symmetrischen Fettanlagerungen die Beine, seltener auch die Arme.

Beine und Arme sehr voluminös, Körpermitte, Hände und Füße schlank? Das kennzeichnet das Lipödem.

Das Lipödem ist eine krankhafte Fettverteilungsstörung, die Druckschmerzen und Spannungsgefühle mit sich trägt und hauptsächlich Frauen betrifft.

Meine Gedanken rasten: *Oh mein Gott, das trifft total auf mich zu! Und das auch!* Meine Augen und mein Gehirn sprangen von einem Link in der Liste der Suchergebnisse zum nächsten, und bevor ich überhaupt eine der vorgeschlagenen Seiten anklickte, wusste ich schon allein durchs Lesen der Textauszüge: Ich hab das! Das war mir bereits beim Anblick der Fotos klar. Selbstdiagnose completed in unter fünf Sekunden.

Aus den Sekunden wurden Minuten und schließlich Stunden, die ich wie festgeklebt an meinem Handy verbrachte. Kati im *CSI*-Mode, oder *Medical Detectives,* was auch immer. Ich rief verschiedene Websites auf und klickte mich von einem Thread zum nächsten. Und natürlich gab YouTube-Kati den Begriff auch auf selbiger Plattform ein, wo ich schließlich auf Myra Snöflinga stieß, selbst Betroffene, die das Lipödem in ihrem Aufklärungsvideo sehr gut verständlich erklärt und anhand einer Animation darstellt. Über zwei Tage lang zog ich mir alle Videos von Myra rein, inklusive des Erklärvideos für Lipödem-Newbies wie mich, in dem sie die Krankheit treffend so zusammenfasst:

»Das Lipödem ist eine chronische Fettverteilungsstörung. Dabei vermehren sich die Zellen des Unterhautfettgewebes symmetrisch und krankhaft. Typischerweise beginnt es an den Oberschenkeln. In den ersten Stadien macht das Lipödem meist den Eindruck normaler Reiterhosen oder kurviger Rundungen. Betroffene Frauen merken jedoch schon früh, dass etwas nicht stimmt. Die Beine fühlen sich schwer an, der betroffene Bereich ist sehr berührungsempfindlich, und es

bilden sich vermehrt blaue Flecke, ohne dass man sich irgendwo gestoßen hat.

Nach den Oberschenkeln breitet es sich typischerweise auf das ganze Bein aus, den Po, die Hüfte und bei manchen Patienten auch auf die Arme. Der restliche Körper bleibt davon unbetroffen. Im weiteren Verlauf wird das Lipödem auch für den Laien sichtbar. Es äußert sich durch ein knotiges Hautbild (stärker und grobknotiger als Cellulite). Die Beine und später teilweise auch die Arme bekommen mit Verlauf und Verschlimmerung der Krankheit eine Säulenform und sind deutlich überproportioniert zum restlichen Körper. Die hervortretenden Massen können so schwer werden, dass sie sich überlappen. Durch die schnelle Vermehrung des Fettgewebes können Knie, Rücken und Gelenke dauerhaft geschädigt werden, da es zu Haltungsschäden kommen kann.

Das krankhafte Fettgewebe reagiert nicht beziehungsweise nur bedingt auf Sport und diätische Ernährung. Das kranke Fett lässt sich in der Regel nicht wegtrainieren oder weghungern.

Das unwissende Umfeld reagiert oft mit Unverständnis, Ignoranz oder Spott. Aufgrund von Hänseleien, einem unwohlen Gefühl im eigenen Körper und dem Abweichen von der Norm empfinden Betroffene meist auch seelisches Leid. Aber nicht nur soziale Bindungen leiden, es kann sogar zur Arbeitsunfähigkeit kommen.«

Puh! All diese Infos musste mein Hirn erst mal verarbeiten.

Gefühlt hatte ich gerade eins mit dem Baseballschläger übergebraten bekommen, gleichzeitig fühlte ich mich aber auch irgendwie verstanden und in den Arm genommen. Nachdem ich mehrere Videos durchgesuchtet hatte, hatte ich also endlich eine Antwort darauf, was mit mir und meinem Körper los war ... Aber wollte ich die wirklich?

In meinem Kopf schwirrten tausend Begriffe herum, mit denen ich zunächst nicht viel anfangen konnte. Da ging es um Kompressionsstrümpfe, Lymphdrainagen und Liposuktionen, OP-Risiken, Lipolymphödeme und Schlachten mit der Krankenkasse. Bevor du jetzt beim Lesen dieser Begriffe allein schon genauso überfordert bist wie ich damals, keine Sorge: Ich nehme dich auf den folgenden Seiten an die Hand, und zusammen mit meiner behandelnden Lipödem-Ärztin Frau Dr. Buxmeyer aus der Rosenpark Klinik steigen wir da durch.

Frau Dr. Buxmeyer: Das Lipödem – Fakten und Therapiemöglichkeiten

Betroffen vom Lipödem sind fast ausschließlich Frauen. (Studienergebnisse bewegen sich im Rahmen von fünf bis sieben Prozent der weiblichen Bevölkerung in Deutschland in Abhängigkeit der Diagnosekriterien, wobei von einer großen Anzahl nicht diagnostizierter Patientinnen ausgegangen werden muss.) Die Ursache des Lipödems ist weitgehend unbekannt. Der Beginn der Erkrankung lässt sich oftmals zu einer Phase der hormonellen Umstellung wie Pubertät, Schwangerschaft oder Beginn der Menopause zurückverfolgen. Eine familiäre Häufung über mehrere Generationen hinweg ist nicht selten.

Ein Zusammenhang mit Autoimmunerkrankungen wie beispielsweise Schilddrüsenerkrankungen sowie den häufig erhöhten Entzündungsparametern muss grundlegend erforscht werden.

Das Lipödem besteht aus zwei Komponenten. Zum einen liegt eine anlagebedingte Fettverteilungsstörung vor, die auf eine

Vergrößerung und eine Vermehrung der Fettzellen zurückzuführen ist. Zum anderen dringt vermehrt Flüssigkeit aus den Gefäßen in den Zwischenzellraum ein, wodurch es zu Ödemen (krankhafte Ansammlung von Flüssigkeit im Gewebe) sowie einer Hämatomneigung bei bereits unbedeutenden Stößen kommt, zum Beispiel an einer Tischkante oder Ähnlichem. Die Stauung der Lymphe führt zunehmend zur Vermehrung von krankhaft verstärktem Bindegewebe und zu einem Verlust von gesundem, funktionsfähigem Gewebe.

Die Fettvermehrung kann sich über das ganze Bein (Säulenbein) oder Teilbereiche erstrecken, zum Beispiel nur den Ober- oder den Unterschenkel einbeziehen. Die Arme können ebenfalls betroffen sein. Dort finden sich ähnliche Verteilungsmuster wie an den Beinen. Übergangsbereiche zum Rumpf wie die Gesäß- oder Kreuzbeinregion können teilweise ebenfalls dem Lipödem zugeordnet werden, sofern eine ähnliche Schmerzsymptomatik vorliegt.

Das Lipödem ist in drei Stadien eingeteilt. Vermehrte Schmerzen bedeuten hierbei nicht zwangsläufig die Zuordnung in ein höheres Stadium. Vielmehr entscheidet die Beschaffenheit des Gewebes über die Klassifizierung:

Stadium I: die Hautoberfläche ist relativ glatt (Orangenhaut), verdickte Fettschicht, feinknotige Fettstruktur
Stadium II: die Hautoberfläche ist uneben (Dellenbildung, Matratzenphänomen), grobknotige Haut
Stadium III: große deformierte Haut- und Fettlappen, Fettkragenbildung über den Gelenken, das Gewebe ist derb und hart tastbar

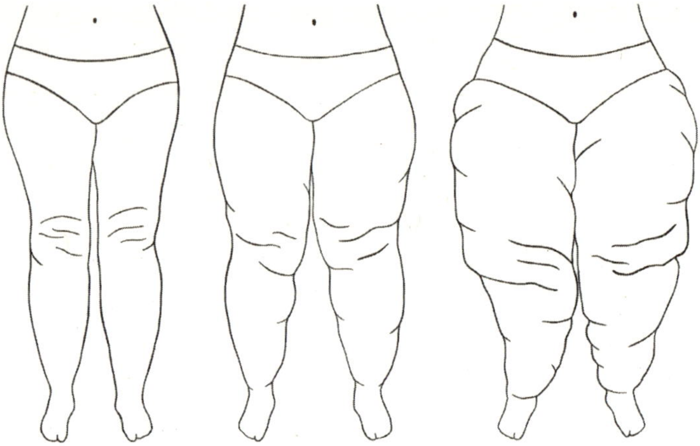

Das Fortschreiten der Erkrankung ist sehr variabel und kann sich über Jahre oder Jahrzehnte erstrecken. Eine genaue Vorhersage lässt sich nicht treffen. Zusätzliche diagnostisch abgrenzbare Krankheitsbilder wie beispielsweise Adipositas, Essstörungen oder Depressionen kommen häufig vor und führen zu einer massiven Einschränkung der Lebensqualität der Betroffenen.

Patientinnen leiden sehr unter dem »Wundscheuern« der Beininnenseiten. Das Gang- und Standbild verändert sich zunehmend hin zu einer umgekehrten V-Stellung der Beine. Die Achse zwischen Hüftkopf, Knie und Sprunggelenk verschiebt sich zu einem X-Bein. Patientinnen entwickeln eine daraus resultierende typische Gelenkbeteiligung. Ein vorzeitiger Gelenkverschleiß führt zu massiven Schmerzen sowie weiteren Bewegungseinschränkungen und erfordert oftmals eine sehr frühe Versorgung mit künstlichen Hüft- oder Kniegelenken.

Nicht selten versuchen Betroffene jahrelang, das Problem durch Sport und Diäten selbst in den Griff zu bekommen. Viele Patientinnen fühlen sich von ihren behandelnden Ärzten und ihrem Umfeld nicht ernst genommen und erhalten oft nur lapidare Hinweise, einfach weniger zu essen. Als Folge hiervon entwickeln viele Betroffene eine massive Essstörung. Die jahrelange Ernährung am Kalorienminimum beeinflusst den Stoffwechsel negativ und begünstigt langfristig das Auftreten einer Adipositas.

Zudem führt die Berührungsempfindlichkeit der Betroffenen in vielen Lebensbereichen wie Partnerschaft, Sexualleben oder im Umgang mit den eigenen Kindern zu massiven Problemen und Einschränkungen. Unterschiedliche Proportionen zwischen Rumpf und Bein erschweren den Kauf von Kleidung. Ein Unterschied von zwei oder drei Nummern in der Konfektionsgröße ist dabei nicht selten. Diese zahlreichen begleitenden Faktoren begünstigen häufig eine Depression.

Es gibt zwei Therapiewege, die eingeschlagen werden können. Als **konservative Therapie** kommt die komplexe physikalische Entstauung (KPE) infrage. Sie setzt sich aus einer dauerhaft durchgeführten Lymphdrainage und einer permanenten Kompressionstherapie zusammen. Die **Lymphdrainage** ist eine spezielle Art der medizinischen Massage. Dabei wird der Transport der Lymphflüssigkeit in den Lymphgefäßen durch sanfte Grifftechniken angeregt. Bei der Kompressionstherapie kommt das Tragen von Kompressionshosen der Flachstricktechnik zum Einsatz. Dabei handelt es sich um eng anliegende Strumpfhosen, die unter einem speziellen Verfahren (der Flachstricktechnik) maßangefertigt werden und optimal an die individuelle Anatomie der Patientin angepasst werden können. Sie helfen unter anderem, den Druck in den Venen zu reduzieren und die Flüssigkeit im Zwischengewebe abzutransportieren.

Übrigens: Nur flachgestrickte Versorgungen haben einen ausreichend hohen Arbeitsdruck, das heißt eine ausreichend hohe Wandstabilität, um einem wachsenden Ödem einen maximalen Widerstand zu bieten. Diesen benötigten Widerstand haben rundgestrickte Strümpfe nicht. Mit den falschen Strümpfen können sich Ödeme sogar weiter verschlechtern.

Zusätzlich zur Lymphdrainage und zur Kompressionstherapie werden begleitende Maßnahmen wie eine auf das Krankheitsbild abgestimmte Bewegungstherapie und intensive Hautpflege empfohlen. Auch eine apparative entstauende Therapie kann unterstützend eingesetzt werden. Bei der apparativen intermittierenden Kompression (AIK) werden die Beine beziehungsweise Arme von einer doppelwandigen Bein-, Arm- oder Hosenmanschette beziehungsweise einer Art Luftkissen umschlossen. Ein Kompressor regelt den Luftdruck in den Kammern der Manschette und bestimmt damit die Stärke der Kompression auf die Extremitäten. Vereinfacht gesagt: Man kann sich das vorstellen, als steckten die Beine in einer Art Luftkissen-Hose, wo sie durch Luftdruck massiert werden.

Die KPE zielt darauf ab, ständig die vorhandene Flüssigkeit aus dem Gewebe zu pressen. Dieses Vorgehen wird von vielen Patientinnen allerdings als extrem unangenehm, teilweise sogar schmerzhaft beschrieben. Zusätzlich ist die Kompressionstherapie gerade im Sommer für viele Patientinnen unerträglich.

Als Alternative zur konservativen Therapie besteht die Möglichkeit der lymphbahnschonenden **Liposuktion,** also einer medizinischen Fettabsaugung. Dadurch wird eine deutliche Normalisierung der Fettgewebsdicke erreicht. Beschwerden wie die Druck- und Berührungsempfindlichkeit reduzieren sich dadurch dramatisch. Das äußere Erscheinungsbild verbessert sich, und die langfristige Patientinnenzufriedenheit ist sehr hoch. In der Rosenpark Klinik findet die schonendere Vibrations-Liposuktion unter Tumeszenz-Lokalanästhesie Anwendung. Abgesehen von dieser Methode gibt es noch die Wasserstrahl-assistierte Liposuktion (WAL-Methode), die Fettabsaugung mit Laserunterstützung (Laser-Lipolyse), die Ultraschall-assistierte Liposuktion und die Möglichkeit, den Eingriff unter Vollnarkose durchführen zu lassen. Welche Methode für eine Patientin infrage kommt, sollte sie mit dem Arzt ihres Vertrauens besprechen.

Der erste Ansprechpartner beim Verdacht auf ein Lipödem ist übrigens der Phlebologe. Er ist spezialisiert auf die Erkennung und Behandlung von Gefäßerkrankungen.

Nachdem ich mich Tag und Nacht eingelesen hatte, stand für mich fest: Ich brauche einen Profi, der sich meiner Sache annimmt und mit mir schaut, was ich für Möglichkeiten habe. Also googelte ich nach Praxen in meiner Nähe. (Eine nach Bundesländern sortierte Liste mit Ärzten, die Lipödem-Patientinnen für eine Erstdiagnose empfehlen, hat Myra Snöflinga auf ihrer Website verlinkt und uns freundlicherweise zur Verfügung gestellt. Scannt dafür einfach den QR-Code mit eurem Handy.)

Über einen Artikel des Darmstädter Klinikums stieß ich auf die angegliederte Hautklinik des Krankenhauses. Mein Herz klopfte bis zum Hals. Mir war schlecht vor Angst und Aufregung gleichzeitig, und als ich auf der Kontaktseite zur Telefonnummer scrollte, hatte ich das Gefühl, mich vor Panik gleich übergeben zu müssen. Da anrufen und über mein Problem reden? Hilfe! Ich suchte mir stattdessen die E-Mail-Adresse heraus und tippte mit schweißigen Händen auf meinem Smartphone eine Nachricht:

Sehr geehrte Damen und Herren,

über einen Artikel zum Thema Lipödem bin ich auf Sie aufmerksam geworden. Aufgrund meines Aussehens wurde ich bereits mehrfach darauf hingewiesen, dass ich an einem Lipödem leiden könnte. Ich bin 23 Jahre alt und habe mich lange nicht getraut, nach Hilfe zu suchen. Um endlich Klarheit zu erlangen, würde ich gern einen Termin in Ihrer Sprechstunde vereinbaren.

So krass, wie ich in meinem Recherchemodus unterwegs war, hatte ich mir auch gleich noch den Arzt rausgesucht, von dem ich gern untersucht werden wollte, weil er in dem Artikel als Spezialist zitiert wurde. Ich war voll im »Let's-do-this«-Rausch. Doch keine 24 Stunden später kam die E-Mail-Antwort mit dem Downer:

... leider müssen wir Ihnen mitteilen, dass wir dieses Jahr keinen Termin mehr für ein Beratungsgespräch in unserer Lipödem-Sprechstunde freihaben. Termine für das nächste Jahr vergeben wir ab November. Eine Warteliste führen wir nicht, das würde überhandnehmen. Wir bitten um Verständnis.

Flatsch! Here you go, Kati! Sieh zu, wo du bleibst mit deinem Problem! In unserer Klinik auf jeden Fall nicht – zumindest nicht mehr im nächsten halben Jahr ...

Diese Nachricht verpasste mir erst mal einen Dämpfer und versetzte mich in einen Zustand des Ausharrens. Kaum wurde es kompliziert, ging ich auf Rückzug. Was sollte ich denn jetzt machen? Plötzlich fühlte ich mich wieder total aufgeschmissen. Also tat ich die nächsten zwei Wochen erst mal gar nichts. Das Thema geisterte zwar weiterhin durch meinen Kopf, aber die einfachste und naheliegendste Option kam mir seltsamerweise nicht in den Sinn: meine Mutter!

Was sie damit zu tun hat? Na ja, um beruhigendes Mama-Händchenhalten ging es mir zu diesem Zeitpunkt noch nicht, aber schließlich kam ich über einen Google-Umweg auf die Rosenpark Klinik in Darmstadt – die Klinik, in der meine Mutter angestellt ist. Es war mal wieder ein Artikel, den ich zum Thema Lipödem las, der die Klinik erwähnte.

Wie, die behandeln das Lipödem? Durch meinen Kopf hüpften drei Millionen Fragezeichen. Zwar wusste ich, dass meine Mutter als Krankenschwester in der Privatklinik arbeitete, aber das Klinikkonzept hatte für mich immer nach rein plastischer Chirurgie geklungen: Facelift, Bruststraffung und all diese »Klassiker«.

Bei dem Gedanken, meine Mutter anzurufen, zog sich in mir alles zusammen. Ich hatte bisher mit niemandem über meine Vermutung gesprochen, und der Gedanke, der finalen Diagnose noch einen Schritt näherzukommen, machte mir Angst. Aber es half ja nichts. Schließlich zückte ich mein Handy und schrieb ihr – das konnte ich irgendwie besser verkraften als ein Telefonat.

Kati: Hallo, Mama! Ich wollte einen Termin in der Hautklinik in Darmstadt vereinbaren, aber es sind in naher Zukunft keine Termine verfügbar. Ich würde mich gern auf ein Lipödem untersuchen lassen, da mir über die letzten Jahre immer wieder Follower geschrieben haben, dass ich eventuell davon betroffen sein könnte. Ich habe gesehen,

> dass die Rosenpark Klinik darauf auch spezialisiert ist. Meinst du, du könntest mir vielleicht einen Termin organisieren?

Abgeschickt. Puh. Ich war gespannt, wie Mama reagieren würde.

Punktgenau fünf Minuten später ploppte ihre Nachricht auf meinem Handydisplay auf, und was ich da las, nun ja, keine Ahnung, was ich davon halten sollte …

> *Mama:* Hi, Kati! Gern. Ja, das mit dem Lipödem stimmt bei dir.

Ähm, sie hatte es die ganze Zeit gewusst? Die Frage, die auf der Hand lag, nämlich, wieso Mama die ganze Zeit über nichts gesagt hatte, wurde rasch verschluckt von all den anderen Dingen, die ich loswerden wollte. Ich schrieb also zurück:

> *Kati:* Bis vor Kurzem wusste ich gar nicht, dass es diese Krankheit gibt. Aber die Symptome stimmen mit meinen Beschwerden überein. Ich kriege richtig schnell blaue Flecke, habe starke Dellen und Schmerzen, wenn ich nur leicht irgendwo dagegen komme.

Meine Mutter antwortete sofort und versicherte mir, dass die Behandlung in der Rosenpark Klinik total super sei – aber leider nicht nur das. Sie war auch ziemlich teuer. Uff, da war er ja, der Vorschlaghammer. Allerdings hatte ich die Hoffnung, dass die Krankenkasse eventuell einen Teil der Kosten übernehmen würde – auch wenn ich im Netz schon häufig das Gegenteil gelesen hatte. Eine weitere Nachricht meiner Mama blinkte auf meinem Handydisplay auf:

> *Mama:* Es ruft dich gleich jemand aus der Klinik zwecks Terminvereinbarung an!

Und tatsächlich, der Rückruf kam noch am selben Tag. Ich weiß, dass ich in diesem Fall riesiges Glück hatte. Nicht nur, weil meine Mutter praktisch »an der Quelle« arbeitete, sondern auch, weil der Zugang zu Informationen über das Lipödem dank Internet und Social Media mittlerweile so leicht geworden war. Es gab Menschen, die über die Krankheit aufklärten, auch wenn viele Ärzte sie immer noch nicht auf dem Schirm hatten. Dafür bin ich sehr dankbar. Denn mir ist ebenso bewusst, dass ganz viele Frauen, speziell vor Social-Media-Zeiten, lange im Dunkeln darüber tappten, was die Ursache für ihre dicken Beine, ihre Schmerzen und ihr Leid war. Sie wussten nicht, dass es einen Namen für ihre Beschwerden gab, und mussten sie einfach so ertragen.

Lena, 15 Jahre, Betroffene:
»Als ich meiner Mutter zum ersten Mal von meiner Vermutung berichtete (ich war durch Social Media auf meinen Verdacht gekommen), ging sie mit mir zunächst zu unserer Hausärztin. Diese stimmte tatsächlich relativ schnell zu, dass mein Beschwerdebild stark nach einem Lipödem aussehe. Das aus ihrem Mund zu hören, war irgendwie noch mal ein richtiger Schock für mich. Ich

fing direkt an zu weinen, weil ich wusste, dass es sich dabei um eine chronische Krankheit handelt, die im Lauf der Jahre immer schlimmer wird ... und ich bin ja noch so jung!

Unsere Hausärztin überwies mich daraufhin zu einem Angiologen (spezialisiert auf Gefäßerkrankungen). In der nächstgelegenen Fachpraxis standen uns ein Arzt und eine Ärztin zur Auswahl, und Mama und ich entschieden, dass ich von einer Frau untersucht werden wollte.

Nach circa einem halben Jahr Warten auf den Termin und einer Anfahrtszeit von einer Stunde mit dem Auto hieß es schließlich von der Sprechstundenhilfe: ›Sie sind für den Herrn Doktor eingeteilt.‹

Meine Mutter erwiderte, dass wir explizit einen Termin mit der Ärztin vereinbart hätten.

Die Frau an der Rezeption aber bestand darauf: ›Nein, nein, Sie wurden für den Herrn Doktor eingetragen.‹

Der Witz an der Sache war, dass meine Mutter beim Vereinbaren des Termins am Telefon mehrfach nachgefragt hatte, ob die Eintragung auch wirklich bei der Ärztin vorgenommen worden war, und ihre Frage war bejaht worden.

Aber na gut. An der Sprechstundenhilfe war kein Vorbeikommen, also nahmen wir, was wir kriegen konnten. Schließlich hatten wir ein halbes Jahr auf den Termin gewartet, und meine Mutter hatte sich extra Urlaub genommen und mich von der Schule befreien lassen. All das, um als Erstes von dem Arzt zu hören: ›Es gibt hier ein rechtliches Problem ... Da Sie erst 16 Jahre alt sind, dürfen wir Sie noch nicht behandeln.‹

Wie bitte? Wieso hatte uns das niemand am Telefon gesagt, als meine Daten aufgenommen worden waren?

Da wir so lang auf diesen Termin gewartet hatten, wollte meine Mutter sich nicht so leicht abschütteln lassen. ›Wir erwarten ja nicht, dass Sie sie operieren, aber Sie könnten sich meine Tochter doch wenigstens ansehen. Lena, erzähl doch mal kurz von deinen Beschwerden‹, forderte sie mich auf.

Das musste sie mir nicht zweimal sagen. Ich war heilfroh, endlich einem Spezialisten all meine Symptome schildern zu können, und hielt mit keinem Detail hinterm Berg, auch wenn ich mich wenig willkommen in dieser Praxis fühlte. ›Meine Beine schmerzen, es fühlt sich an, als hätte ich blaue Flecke überall, sobald mir leicht auf meinen Oberschenkel geklopft wird. Meine Unterschenkel sind stämmig, mein Oberkörper und Unterkörper passen nicht zusammen, an der Innenseite meiner Knie bildet sich eine Wölbung. Ich mache Sport und ernähre mich gesund, aber an den Beinen nehme ich einfach nicht ab. Meine Hausärztin vermutet ein Lipö…‹

›Also, dass Sie ein Lipödem haben, kann ich Ihnen nicht glauben‹, unterbrach mich der Arzt. ›Es ist bestimmt etwas anderes. Ein Lipödem tritt normalerweise erst später auf, und ich sehe hier auch keinerlei Ungleichgewicht zwischen Oberkörper und Unterkörper.‹ Sein Blick fuhr an meinem Körper auf und ab, aber er schien das Problem nicht zu erkennen. Wie auch? Meine sehr weiten Joggingklamotten versteckten meine Figur komplett. Natürlich sah in den Oversize-Klamotten alles gleich proportioniert aus.

Mir kamen die Tränen, als der Arzt mich so abbügelte, und auch meine Mutter war völlig entsetzt. ›Das können Sie doch so gar nicht beurteilen. Sie ist oben total schmal und hat eben diese dicken Beine.‹

Zur Demonstration zog ich meinen Hoodie ein wenig hoch, um meinen Oberkörper zu zeigen.

Der Arzt unterbrach uns allerdings wieder, und mit einer abwinkenden Geste sagte er zu mir: ›Das ist nicht nötig, das brauchen Sie mir nicht zu zeigen.‹

Ich war total vor den Kopf gestoßen. Er musste doch erkennen, dass ich Hilfe brauchte. In meiner Verzweiflung beugte ich mich runter und krempelte meine Hose hoch. ›Sehen Sie, wie kräftig meine Waden sind?!‹

Erneut winkte er ab, und meine Mutter wurde langsam ungehalten: ›Hören Sie, wir erwarten von Ihnen hier und heute kein Weltwunder, aber schauen Sie sich doch wenigstens mein Kind mal an, damit wir wissen, wo Lena steht.‹

Daraufhin wurde der Arzt ebenfalls laut: ›Da sie 16 ist, ist es uns nicht erlaubt, sie zu behandeln!‹

Mir stiegen immer mehr Tränen in die Augen, aber meine Mutter versuchte es weiter: ›Sagen Sie uns doch wenigstens, woher so ein Lipödem kommen kann!‹

Doch was wir auch sagten, der Arzt blieb bei seiner abwehrenden Haltung. ›Wie gesagt, es ist etwas anderes, und wie ich sehe‹ – er warf zum ersten Mal, seit wir das Sprechzimmer betreten hatten, einen Blick auf den PC –, ›wurden Sie ja auch auf viele andere Sachen untersucht.‹

Das stimmte. Aufgrund häufiger Erschöpfungszustände, Heißhungerattacken, Blässe, mangelnder Konzentrationsfähigkeit, Schwindelanfälle etc. waren bei mir bereits ein Hormonspiegel gemacht, meine Schilddrüse untersucht und meine Eisenwerte gecheckt worden. Doch nichts davon konnte meine dicken Beine erklären.

Wieder schritt meine Mutter ein: ›Es muss doch irgendetwas mit den Lymphen zu tun haben, sonst hätte sie ja keine stämmigen Beine und alles. Vielleicht könnten Sie uns zumindest eine Lymphdrainage oder Kompressionsstrümpfe verschreiben, damit es nicht schlimmer wird.‹

Bei diesem Vorschlag verkniff der Arzt sich ein Lachen. ›Nein, ich denke, das ist nicht nötig, das würde alles noch mehr belasten.

Wie gesagt, ich bin der Meinung, dass es etwas anderes ist, und wenn Sie sich wirklich so große Sorgen machen, dann gehen Sie doch in die Kinderambulanz. Vielleicht bekommen Sie da Hilfe.‹

Mit diesen Worten stand er auf, wünschte uns noch einen schönen Tag und bugsierte uns zur Tür.

Wir fühlten uns, als hätte er uns mit einem Brett vor den Kopf geschlagen. Im Auto angekommen, brach ich in einen richtigen Heulkrampf aus. Ich kam mir total alleingelassen und verarscht vor. Auch meine Mutter war völlig niedergeschlagen. Da saßen wir nun, nach Monaten des Wartens, der weiten Autofahrt, alle Hoffnungen zerschlagen, und was blieb, waren dieselben Fragen: Wo kommt das her, und was kann ich dagegen tun?«

Diagnose Lipödem

... und was bedeutet das für mein Leben?

August 2019

Einen Monat nach dem ersten Telefonat mit der Klinik hatte ich meinen Untersuchungstermin. In mir mischten sich schon Tage vorher sämtliche Gefühle. Aufregung, Angst, Hoffnung. In meinem Kopf hatte ich dieses Bild von mir, wie ich im Behandlungszimmer stehe, in Unterhose, die Beine nackt, und die Ärztin prüfend meine Oberschenkel begutachtet, mich eingehend untersucht, mit ihren Händen das Gewebe abtastet. Doch die Realität sah zunächst ganz anders aus:

Ich, meine Mutter im Schlepptau, saß im Sprechzimmer der Rosenpark Klinik, als Frau Dr. Buxmeyer hereinkam. Total nervös stammelte ich: »Ja, also ich bin hier, weil ich glaube, dass ich ein Lipödem habe.«

Ich hatte meinen Satz kaum zu Ende gesprochen, da sagte sie völlig nüchtern: »Jaja, das seh ich schon.«

... Zu diesem Zeitpunkt trug ich noch meine Jeans. Bam! Das saß erst mal. Scheinbar war die Lage schlimmer als gedacht, wenn es selbst durch die Hose so eindeutig war!

Kurz nach der ersten, oberflächlichen Blickdiagnose bat mich die Lipödem-Spezialistin dann dennoch, mich frei zu machen. Mir war das natürlich todesunangenehm. Ich hasste ja diese »All-eyes-on-my-legs«-Situationen. Nachdem ich mich untenrum ausgezogen hatte, schauten Mama und die Ärztin (gefühlt ein Tausendmannpublikum) auf meine dicken Schenkel, und

Frau Dr. Buxmeyer erklärte mir mehr zum Diagnoseverfahren bei einem Lipödem.

Frau Dr. Buxmeyer: Das Lipödem – Diagnose und Entstehung

Die Diagnosestellung ist bei mir immer zuerst eine Blickdiagnose. Ich erkenne Lipödem-Patientinnen schon daran, wie sie laufen: Die Oberschenkel reiben aneinander, die Hosen gehen an den Innenseiten kaputt. Frauen mit Lipödem haben ein typisches Gangbild. Nachdem ich mir die Patientin angesehen habe, fange ich an, zu tasten. Ich muss immer alles anfassen, weil für mich ganz wichtig ist, wie die Fettschicht sich anfühlt und wo das Gewebe sitzt, das ich dann auch behandeln kann. Speziell bei den Unterschenkeln prüfe ich auf diese Weise, ob überhaupt eine absaugbare Fettschicht vorhanden und somit eine Verschlankung sinnvoll oder ratsam ist. Dann frage ich die Symptome ab – ohne Beschwerden ist es für mich noch kein Lipödem.

Für eine ganz detaillierte Diagnose machen einige Kollegen noch eine Lymphografie. Diese aufwendige Untersuchung ist eine direkte Darstellung der Lymphabflusswege sowie der damit verbundenen Lymphknoten. Sie macht Lymphgefäße und Lymphknoten auf dem Röntgenbild sichtbar. Für eine Fettabsaugung ist diese Untersuchung aber nicht zwingend notwendig. Jedoch lässt sich mit dieser Methode beispielsweise auch ein Lymphödem erkennen beziehungsweise ausschließen.

Phlebologen schauen sich im Ultraschall oft noch die Venen an, denn bei einer Venenerkrankung kann ein ähnliches Beschwerdebild auftreten wie beim Lipödem, beispielsweise schwere Beine,

Schwellungsneigung und Flüssigkeitsansammlung speziell im Unterschenkelbereich.

Da es unter Betroffenen immer wieder zu Fragen beziehungsweise Unsicherheiten bezüglich der Begrifflichkeiten kommt, möchte ich an dieser Stelle noch kurz etwas zum Lipolymphödem sagen, bevor ich zum Lipödem in die Tiefe gehe: Das Fettgewebe beim Lipolymphödem endet nicht an den Knöcheln, wie das beim Lipödem der Fall ist, sondern betrifft auch den Fußrücken und die Zehen (wie auch gegebenenfalls die Hände) und geht mit tief einschneidenden Querfalten an den Zehen und Kastenzehen einher. Ob dieses Krankheitsbild vorliegt, wird überprüft, indem der Arzt versucht, eine Hautfalte beispielsweise im Bereich der Zehen abzuheben. Gelingt dies nicht, so spricht man von einem positiven »Stemmerschen Zeichen«.

Aber wie entsteht überhaupt ein Lipödem? In unsere Klinik kommen viele junge Frauen mit einer Fettverteilungsstörung in Richtung der Oberschenkel beziehungsweise mit Reiterhosen. Dabei muss es sich aber noch nicht um ein Lipödem handeln. Ein Lipödem ist es wie gesagt erst dann, wenn Beschwerden wie Schwellungsneigung, Schmerzen und Hämatomneigung hinzukommen. Das heißt aber nicht, dass aus der Fettfehlverteilung nicht noch irgendwann ein Lipödem werden kann. Im Lauf des Lebens gibt es verschiedene Stationen, die ein erstmaliges Auftreten oder eine Verschlechterung des Lipödems verursachen können. Die Hormone spielen dabei eine große Rolle. Aktuell betreue ich viele junge Frauen, die seit der Pubertät große Probleme haben. Zu diesem Zeitpunkt kommen erstmals Hormone ins Spiel. Eine Reiterhose bildet sich aus, die Oberschenkel werden dicker, auch der Umfang der Unterschenkel vergrößert sich. Es können erstmals Beschwerden auftreten. Eine andere kritische

Phase ist die Schwangerschaft, weil sich auch hier wieder der Hormonstatus ändert. Viele Frauen gehen aus der Schwangerschaft mit Beschwerden oder einem schwereren Lipödem heraus. Dann die Menopause: Frauen, die schon immer eine Veranlagung zur Reiterhose hatten, sagen plötzlich: »Meine Beine schmerzen und schwellen an.« Auch da ist das Lipödem wieder auf die veränderte Hormonsituation zurückzuführen. Ich habe außerdem die Erfahrung gemacht, dass auch die Schilddrüse eine große Rolle spielt. Auffällig viele Lipödem-Patientinnen haben eine Schilddrüsenunterfunktion. Man ist nie davor gefeit, dass ein Lipödem ganz plötzlich im Lauf des Lebens auftritt, wenn man die Veranlagung dazu hat.

Man kann uns Frauen eigentlich in zwei Typen einteilen: Es gibt den Bauch-Typ, also Frauen, die bei Gewichtszunahme zur Fettanlagerung am Bauch neigen und keinen Po und schlanke Beine haben. Beim Oberschenkel-Typ kommt es zur Fettanlagerung im Bereich der Oberschenkel und des Hinterns, Bauch und Taille sind eher schlank.

Wie das Lipödem entsteht, ist immer noch nicht abschließend geklärt. Wir wissen, dass es eine familiäre Veranlagung gibt. Ideal ist es, wenn Frauen schon früh herausfinden, dass die Veranlagung zum Lipödem besteht, weil die Mutter ebenfalls unter dieser Krankheit leidet. Zu diesem Zeitpunkt lässt sich ein Lipödem positiv beeinflussen.

Frau Dr. Buxmeyer tastete also meine Beine ausführlich ab und stellte fest, dass ich mich bereits am Ende des zweiten Stadiums befand. Uff! Das war der nächste Schock. Höchste Eisenbahn, wie es schien! Ganz genau beobachtete ich, wie die Ärztin das Fettgewebe an meinen Beinen mit ihren Fingern analysierte. »Dein Fettgewebe ist sehr fest, Kati«, stellte sie fest. Im ersten Moment dachte ich noch, das sei etwas Gutes. Besser als Schwabbelbeine, oder? Allerdings war genau das Gegenteil davon der Fall, wie ich später im Aufklärungsgespräch erfuhr.

Im Anschluss an die Untersuchung sprachen wir darüber, wie sich mein Körper in den letzten Jahren entwickelt hatte, und Frau Dr. Buxmeyer bestätigte meine Vermutung, dass das Lipödem bei mir vermutlich in der Pubertät ausgebrochen war. Außerdem beleuchteten wir meine Familiengeschichte. Meiner Mama fiel in diesem Zusammenhang ein, dass ihre Großmutter, also meine Uroma, wohl auch an einem Lipödem gelitten hatte – zumindest soweit sie das anhand der verstaubten Schwarz-Weiß-Bilder beurteilen konnte. Sie erinnerte sich nämlich an eine Aufnahme, auf der man unter dem langen Rock meiner Uroma eines der ganz typischen Anzeichen erkennen konnte: Die geschwollenen Waden endeten abrupt an den Knöcheln. Je näher wir meine Familiengeschichte unter die Lupe nahmen, desto mehr Details kamen ans Licht. Ich dachte an meine Cousine, die ebenfalls starke Symptome eines Lipödems zeigte.

Das Gute allerdings war, dass ich mit meinen 23 Jahren meine Diagnose recht früh bekam. Denn laut Frau Dr. Buxmeyer war es von essenzieller Bedeutung, das Lipödem so früh wie möglich zu erkennen und entsprechende Maßnahmen einzuleiten. Dabei spielten die Ernährung und ein langfristiges Gewichtsmanagement eine bedeutende Rolle.

Frau Dr. Buxmeyer: Das Lipödem – Ernährung

Zuckerhaltige Lebensmittel und Weißmehl beeinflussen ein Lipödem negativ. Es gibt verschiedene Theorien, warum das der Fall ist. Zum einen besteht die Annahme, dass es sich um Entzündungsprozesse im Fettgewebe handeln könnte. Es ist allgemein bekannt, dass Zucker Entzündungsprozesse im Körper fördert. Zum anderen gibt es die Vermutung, dass es zur Eiweißablagerung im Fettgewebe kommt.

Somit sind eine eiweißreiche Ernährung und der Verzicht auf Kohlenhydrate, wie es häufig von Ernährungsberatern empfohlen wird, genau der falsche Ansatz bei einem Lipödem. Das Problem ist: Viele Leute wissen nicht, wie die richtige Ernährungsform bei einem Lipödem aussieht. Fakt ist, dass es keine spezielle Lipödem-Ernährung gibt, aber mit einer ausgewogenen gesunden Ernährungsform, die man ein Leben lang einhält, kann man die Krankheit trotzdem positiv beeinflussen. Denn das Lipödem bleibt. Immer wieder mal zwei, drei Wochen Diät halten, ist eher kontraproduktiv für Betroffene. Hinterher nehmen sie mehr zu, als sie abgenommen haben. Ich habe Patientinnen, die sitzen dann mit Mitte vierzig hier und sagen: »Ich habe mich dick gehungert.«

Viele Menschen machen sich nicht wirklich bewusst, was und wie viel sie essen. Erst ein Ernährungsprotokoll bringt Klarheit. Einige meiner Patientinnen schieben die ganze »Schuld« für ihre üppige Figur auf das Lipödem, aber sie sind zusätzlich auch durch eine falsche Ernährung übergewichtig.

Mir ist natürlich klar, woher dieses »Ausruhen auf der Krankheit« in manchen Fällen kommt: Frustration. Die Patientinnen haben teilweise schon einen langen Weg und einen jahrelangen Diätmarathon hinter sich, bevor sie zu mir kommen. Es ist deprimierend, wenn man schon so viel versucht und nichts wirklich geholfen hat. Diese Phase der Frustration kennen die meisten Betroffenen. Wichtig ist, dass sie aus dieser Spirale herauskommen.

Man hört immer wieder, dass Lipödem-Patientinnen von Ärzten mit der Aussage weggeschickt werden, sie müssten erst abnehmen, bevor sie operiert werden könnten. Das beurteile ich als kontraproduktiv in vielerlei Hinsicht. So eine Crashdiät vorab macht für die Fettabsaugung wie auch den weiteren Lebensweg (für den wir eine Umstellung der Gewohnheiten erreichen wollen) wenig Sinn.

Ich gehe das folgendermaßen an: Zuerst operiere ich die problematischste Stelle. Meist sind das die Oberschenkelinnenseiten mit großen Fettpolstern, durch die die Beweglichkeit eingeschränkt und schmerzhaft ist. Durch die Fettabsaugung in diesem Bereich erfährt die Patientin eine enorme Beschwerdeerleichterung und wird beweglicher. Damit ist der Teufelskreis erst mal durchbrochen, und die Patientin ist wieder in der Lage, Bewegung in ihren Alltag zu integrieren. Im Anschluss an die OP stellen wir die Ernährung im besten Fall langfristig um.

Denn die Fettabsaugung allein ist nicht das Allheilmittel beim Lipödem. Die Eingriffe sind mit Risiken und einem hohen Kostenaufwand verbunden. Daher sollte man schon den Anreiz haben, das Ergebnis nach der OP zu halten oder sogar noch weiter zu verbessern.

Natürlich sind viele Patientinnen nicht in der Lage, jede Sportart zu machen. Einige Frauen mit Lipödem wiegen weit über hundert Kilo. Joggen beispielsweise stellt mit so einem Gewicht eine starke Belastung für die Gelenke dar und ist außerdem für die Patientinnen durch die Erschütterung und damit die Kompression des Gewebes sehr schmerzhaft. Wer unbedingt joggen gehen will und das auch umsetzen kann, könnte dabei beispielsweise eine Kompressionshose tragen, damit die Vibration und die Stauung des Fettgewebes vermindert werden. Walken eignet sich grundsätzlich besser für Lipödem-Patientinnen. Ebenso alle Wassersportarten wie Schwimmen, AquaCycling und Wasser-Aerobic. Diese Sportarten schonen die Gelenke und haben gleichzeitig noch einen positiven Effekt: natürliche Lymphdrainage. Das eingelagerte Wasser aus dem Körper zu schaffen, ist sehr wichtig.

Darum halte ich auch viel von manueller Lymphdrainage. Diese macht das verhärtete Gewebe weicher, reduziert den Druck und bringt damit Schmerzerleichterung.

Ich habe viele Patientinnen, die mit Kraftsport und schweren Gewichten versuchen, ihre Problemzonen in den Griff zu bekommen. Die Beine werden dadurch allerdings nur kräftiger, und das Lipödem verschlechtert sich, da der Lymphfluss noch zusätzlich erschwert wird. Die wachsenden Muskeln komprimieren nämlich die Lymphbahnen.

Was wiederum sehr gut für Lipödem-Patientinnen ist, sind Yoga und Pilates. Ich stelle immer wieder fest, dass die Frauen durch das Lipödem sehr unbeweglich werden und auch bleiben, wenn sie nichts dagegen tun. Die Beweglichkeit zu trainieren, ist wichtig, um geschmeidig und flexibel zu bleiben. Die Kombination aus Sport, Bewegung und einer ausgewogenen Ernährung ist bei einem Lipödem das A und O, um die Funktionstüchtigkeit des Körpers so gut wie möglich zu erhalten.

Die Frauen brauchen Motivation. Ein Ziel. Nur durch Fettabsaugungen allein ist das Lipödem langfristig nicht zu beherrschen. Eine dauerhafte Verbesserung ist nur möglich, wenn alle Aspekte berücksichtigt werden.

So, damit war es offiziell: Ich litt an einem Lipödem. Gerechnet hatte ich mit dieser Diagnose ja bereits. Womit ich aber nicht gerechnet hatte, war, dass ich so schnell so viel Klarheit bekommen würde. Nicht nur in Bezug auf die Fakten rund um das Lipödem. Ich spreche hier vor allem von der Klarheit in Bezug auf meinen eigenen Körper, also was sie mit mir gemacht hatte und wo es jetzt hingehen sollte. Plötzlich hatte ich einen Fahrplan. Ich wusste genau, was zu tun war und wie ich von jetzt an vorgehen würde. Dass eine Operation Verbesserung bringen konnte, erleichterte mich ungemein.

Deshalb vereinbarte ich, bevor ich die Klinik verließ, auch direkt meinen OP-Termin – und zwar schon in vier Wochen! Ganz schön krass. Normalerweise muss das nicht so zack, zack ablaufen, etwas mehr Zeit ist sogar empfehlenswert, weil vorbereitend auf den Eingriff einiges zu tun ist. Jedoch stand mein Praxissemester an, und ich hatte schon eine feste Jobzusage, weshalb die Zeit bei mir etwas drängte.

Frau Dr. Buxmeyer gab mir schon mal den Aufklärungsbogen mit, in dem alles rund um die Operation erklärt stand. Diesen musste ich außerdem auch beim Hausarzt vorlegen (sozusagen als Vorab-Mini-Diagnosenachweis, bis der ausführliche Befund von Frau Dr. Buxmeyer erstellt war). Beim Hausarzt musste ich mir nämlich ein Rezept zur Lymphdrainage besorgen, die ich vorbereitend auf die Operation am besten zweimal wöchentlich durchführen lassen sollte, damit das Gewebe in der kurzen Zeit noch möglichst geschmeidig wurde und Frau Dr. Buxmeyer während des Eingriffs gut mit der Absaugkanüle darin arbeiten konnte. Zudem empfahl die Spezialistin mir, in den nächsten Wochen so oft wie möglich schwimmen zu gehen, da auch dabei der Lymphfluss angeregt und das Gewebe optimal auf den Eingriff vorbereitet wurde.

Ihr lest es schon heraus: Frau Dr. Buxmeyer ist super und gab mir so viele wertvolle Tipps und Infos, die meinen weiteren Krankheitsverlauf maßgeblich beeinflusst haben. Auch wenn ich ihre ehrlichen und teilweise doch sehr direkten Worte erst mal sacken lassen musste – sie taten gut und waren wichtig.

Denn ihr Appell hatte sich bei mir eingebrannt: Du hast das jetzt für den Rest deines Lebens. Das ist ein Fakt, und du musst dich damit abfinden! Du wirst für immer etwas mehr auf deine Ernährung und deine Bewegungsgewohnheiten achten müssen als andere. Du wirst immer etwas mehr Disziplin aufbringen müssen als andere. Aber: Du tust es für deine Gesundheit! Mit diesem Hinweis pflanzte Frau

Dr. Buxmeyer den Keim in mir, aus dem in Zukunft Selbstakzeptanz und Wertschätzung für meinen Körper erwachsen sollten.

Ich weiß heute mehr als damals, dass ich wahnsinnig viel Glück hatte, direkt an die richtige Ansprechpartnerin geraten zu sein. Denn leider machen viele Frauen andere Erfahrungen ...

Silvi Carlsson (@silvicarlsson), 29 Jahre, Betroffene:
»Über Myra Snöflinga bin ich auf die richtige Fährte gekommen. Sie ist selbst betroffen und war auch die erste Person, der ich mich überhaupt anvertraut habe. Auch bei mir war es zuvor so, dass ich online von Followern nach einem Video, in dem ich Hosen anprobierte, darauf hingewiesen wurde, dass ich mich doch mal auf ein Lipödem untersuchen lassen könnte. Zunächst empfand ich das als ein Stück weit übergriffig und dachte mir: Das geht ja mal gar nicht!

Aber die Kommentare haben mich schließlich trotzdem dazu gebracht, mich zu informieren. Zu dem Zeitpunkt bekam das Thema gerade auch verstärkt öffentliche Aufmerksamkeit, weil sich eine Schauspielerin von *Unter uns* das Lipödem operativ entfernen lassen hatte. Ich informierte mich also ausgiebig, hörte mir ein Hörbuch zum Thema an, und obwohl meine Symptome deckungsgleich mit denen der anderen Betroffenen waren, dachte ich mir: Na ja, vielleicht habe ich das ja gar nicht.

Es hat sehr lange gedauert, bis ich einen Facharzt aufgesucht habe, weil ich die Krankheit nicht haben wollte und nicht wusste, ob ich mit der Diagnose umgehen könnte. Aber die Schmerzen wurden immer schlimmer, weil ich einen heftigen Schub aufgrund meiner damaligen Schilddrüsenprobleme hatte. Somit ging ich dann irgendwann doch zum Phlebologen, der mir allerdings sagte, man könnte dagegen eh nichts machen, außer eine Kompressionsstrumpfhose verschreiben. ›Es sieht ja nicht so schlimm bei Ihnen aus, sie sind ja erst in Stadium I‹, meinte er.

Als ich dann später nach einem erneuten Schub bei einem anderen Phlebologen war und mich schon fast in Stadium II befand, hieß es immer noch: ›Das geht doch noch bei Ihnen.‹ Diese Aussage begegnete mir noch häufiger bei verschiedenen Ärzten und Physiotherapeuten und wurde zu einem riesigen Problem, weil meine Krankheit immer auf die Optik reduziert wurde. Schmerz sieht man ja nicht! Und damit war er offenbar für viele Ärzte auch nicht relevant. Auch in der Öffentlichkeit steht der Schmerz thematisch nie an erster Stelle, es geht immer um die Optik.

Im weiteren Verlauf war ich dann noch bei zwei weiteren Phlebologen, die mir alle das Lipödem diagnostizierten, aber nicht viel gegen meine Symptomatik anbieten konnten außer Kompressionsstrümpfen und Lymphdrainage. Ich selbst war zu dem Zeitpunkt noch im ›Leugnungsmodus‹. Zwar informierte ich mich einerseits und suchte Hilfe wegen der Schmerzen, auf der anderen Seite wollte ich aber nicht glauben, dass ich die Krankheit tatsächlich hatte. Denn wenn ich wirklich krank war, musste ich diese Krankheit ja akzeptieren. Damals habe ich mir das dann auch irgendwie so erklärt: Weil das mediale Interesse am Lipödem zugenommen hatte und es irgendwie zum ›Trend‹ geworden war, diagnostizierten die Ärzte das jetzt bestimmt auch viel schneller. Meine Diagnose musste also überhaupt nicht stimmen.

Nachdem der vierte Phlebologe mir jedoch erneut die Diagnose bestätigte, nahm ich die Krankheit dann endlich an.«

Zur Kasse bitte! So viel kostet unsere Gesundheit

Lymphdrainage, Kompression und das große Krankenkassendilemma

Juli 2019

Einen Tag nach dem Diagnosegespräch war ich mit meinen Freundinnen Jasmin und Katha im Kino verabredet. Wir wollten uns noch mal treffen, bevor in Kürze alle aus unserem Freundeskreis von der Uni ihre Praxissemester verstreut in ganz Deutschland antreten und wir uns für einige Monate nicht sehen würden. Ich wollte den beiden außerdem von meiner Diagnose erzählen. Bisher hatte ich, abgesehen von meiner Mutter, ja noch mit keinem darüber geredet. Nach dem Kino schlug ich deshalb noch einen Spaziergang vor. Wir waren in einem beschaulichen kleinen Städtchen namens Seligenstadt unterwegs, nicht weit von meiner Uni entfernt. Fachwerkhaus reihte sich dort an Fachwerkhaus, und unebenes Kopfsteinpflaster führte durch die schmalen Gassen, in denen wir glücklicherweise immer wieder Schutz vor der brütenden Julisonne fanden, die von oben auf unsere Köpfe brannte. Meine Freundinnen trugen beide kurze Sommerkleider und ich natürlich wieder meine Stoffhose, damit das Aneinanderscheuern meiner Oberschenkelinnenseiten bei dreißig Grad im Schatten mich nicht zu Tode quälen würde.

»Hört mal, Mädels«, begann ich. Puh, wie sagt man so was? Ich entschied mich dafür, einfach mit der Tür ins Haus zu fallen. »Ich werde in vier Wochen operiert.«

Beide sahen mich erschrocken an, und Jasmin griff sofort meine Hand.

»Was? Wieso das denn?«

»Ähm ... ja, also, ich hab da gestern eine Diagnose bekommen«, suchte ich etwas unsicher nach den richtigen Worten für das Thema, über das ich bisher nie mit jemandem geredet hatte. Nämlich: über meinen Körper und meine Komplexe und dass ich jetzt wusste, dass mehr dahintersteckte. Weil ich mir sicher war, dass die beiden mit dem Begriff Lipödem nichts würden anfangen können, und weil sich das Thema besser visualisieren als erklären lässt, öffnete ich die Bildersuche im Web und zeigte ihnen, wovon ich sprach. Bereits auf dem ersten Foto sah man die unterschiedlichen Ausmaße, die die Krankheit annehmen kann. Auf dem Bild waren mehrere Frauen nebeneinander zu sehen, ab dem Slip abwärts fotografiert. Ein Beinpaar zeigte ein Lipödem in Stadium I, also blaue Flecke und tiefe Dellen, die über die normale Orangenhaut hinausgingen, das nächste Beinpaar bildete wiederum ein stark fortgeschrittenes Stadium ab, bei dem das Lipödem bereits über das ganze Bein entwickelt war und kaum noch Knöchel erkennbar waren.

Während die Mädels die Bilder betrachteten und mit ihren Fingern auf meinem Handy herumtippten, um die Fotos zu vergrößern oder weiterzuscrollen, murmelten sie immer wieder Worte wie: »Krass!« oder »Oh, heftig!«.

Wir waren alle gleich sprachlos, und das Einzige, was mir einfiel, war, den Satz zu zitieren, den ich in den letzten Tagen in tausend Foren, Videos oder eben im Diagnosegespräch gehört hatte: »Das Lipödem ist eine chronische Fettverteilungsstörung ...« Damit war der Stein ins Rollen gekommen, und ich spulte sämtliche medizinischen Infos ab, die ich mittlerweile über die Krankheit wusste. Ich erklärte meinen Mädels, welche Symptome ich hatte und dass es Frauen gab, denen es noch viel, viel schlechter ging als mir.

»So könnte ich mal aussehen, wenn ich nichts dagegen tue. Es wird sich nämlich zunehmend verschlimmern.« Die Fotos der Frauen mit säulenförmigen Beinen, an denen die Fettschichten in unbeschreiblichem Ausmaß über Knie und Knöchel lappten und die bereits starke Gelenkfehlstellungen entwickelt hatten, veranschaulichten förmlich den Schmerz, den ich ihnen wahrscheinlich niemals in Worten hätte erklären können. Wie erklärt man, dass Fett wehtun kann? Wie erklärt man, dass die kürzesten Wegstrecken irgendwann zur Herausforderung werden?

Denn auch jetzt, obwohl wir uns im Schlendergang fortbewegten, verwandelten sich die sechshundert Meter bis zu unserer Stammeisdiele im Ortskern mal wieder zu einem Hindernislauf. Meine Beine waren schwer und geschwollen, und die Dellen auf meiner Haut drückten stark durch die Hose. Beim Gehen dann auch noch zu sprechen, brachte mich außer Atem. Am liebsten hätte ich mich alle paar Meter auf eine Bank gesetzt, aber das ließ mein Ego nicht zu. Schließlich schlenderten meine Freundinnen ganz entspannt vor sich hin und zeigten nicht die kleinsten Anzeichen von Ermüdung, während mir der Schweiß den Rücken runterlief.

Ich erzählte Jasmin und Katha, dass ich den Eingriff in einer Privatklinik in Darmstadt machen lassen würde. »Die rücken mir da ernsthaft mit einer riesigen Kanüle zu Leibe und saugen mir das Fett ab!« Angesichts meiner Nadelangst konnte ich meine Panik nur mit Sarkasmus kompensieren: »Freu ich mich auf jeden Fall sehr drauf, wie ihr euch vorstellen könnt!«

»Aber das wird doch bestimmt unter Betäubung gemacht, oder?«, fragte Katha. Ihr verzerrter Gesichtsausdruck sprach Bände.

»Nicht unter Vollnarkose, falls du das meinst. Aber ich bekomme etwas zur Beruhigung, und meine Beine werden örtlich betäubt. Die spritzen mir da so eine Lösung, in der verschiedene Medikamente drin sind, unter anderem auch ein lokales Betäubungsmittel.«

Ich fasste für die Mädels kurz zusammen, was ich in der Klinikbroschüre gelesen hatte, und erzählte ihnen von meinem straffen Zeitplan bis zur OP. »Ich boxe das jetzt nur so schnell durch, weil im Oktober mein Praktikum bei funk losgeht.« Ich hatte mich bei dem Online-Content-Netzwerk der ARD und des ZDF in Mainz für mein Praxissemester beworben und hatte den Platz tatsächlich auch bekommen. Schon bald würde ich also dort den Social-Media-Bereich mit aufbauen.

Die Mädels sicherten mir ihre volle Unterstützung zu, und wir sprachen weiter darüber, was in den nächsten Wochen passieren würde. »Ich glaube, ich habe darüber mal einen Beitrag im Fernsehen gesehen«, sagte Jasmin, und Katha gab zu: »Ich hab von dieser Krankheit tatsächlich noch nie etwas gehört.«

Und damit stand sie nicht allein da. Noch viel zu viele Leute wissen nichts oder nicht viel über das Lipödem. Und dieses Unwissen führt zu einer Kette von Nachteilen für die Betroffenen. Zunächst mal kann es bedeuten, dass viele Menschen, die unter der Krankheit leiden, einen langen Leidensweg hinter sich bringen müssen, bevor sie herausfinden, was überhaupt das Problem ist. Denn Ärzte erkennen das Lipödem oftmals nicht, in den Medien ist das Thema so gut wie gar nicht präsent, und aus dem Umfeld hagelt es meist nur Unverständnis und vermeintlich schlaue Ratschläge wie: »Iss doch einfach mal weniger und mach mehr Sport!«

Sarah, 29 Jahre, Betroffene:
»Mein Mann lernte mich damals noch ohne mein Lipödem kennen und bekam den Ausbruch der Krankheit von Anfang an mit. Er begleitet mich überallhin, ob zum Arzt oder zur Physiotherapie. Er lässt mich nie allein. Auch meine Mutter unterstützt mich, wo sie nur kann, und steht mir immer zur Seite. Mein Vater brauchte sehr viel Zeit, um das Ganze zu verstehen. Einige Verwandte

haben es aber bis heute nicht verstanden und sagen, ich solle einfach abnehmen.«

Als ich nach dem Gespräch mit meinen Freundinnen wieder zu Hause ankam, googelte ich nach Physiotherapeuten im Umkreis und durchforstete deren Websites, insofern überhaupt ein Internetauftritt vorhanden war. Die kleineren Praxen oder One-(Wo)Man-Shows hatten meistens nur eine Telefonnummer irgendwo im Branchenbuch eingetragen. Mein knappes Zeitfenster erlaubte mir allerdings nicht, allzu wählerisch zu sein, und so telefonierte ich mich von einem ausgebuchten Physiotherapeuten zum nächsten, bis ich in einer etwas größeren Praxis (sogar ganz in der Nähe meines Wohnortes) Glück hatte: Zwei Physiotherapeuten dort beherrschten die manuelle Lymphdrainage, und ich ergatterte ein freies Zeitfenster von dreißig Minuten für den ersten von insgesamt sechs Terminen – und zwar schon für die folgende Woche.

Frau Dr. Buxmeyer:
Lymphdrainage – kleiner Tipp

Nicht jeder Physiotherapeut verfügt über die Zusatzausbildung, um die manuelle Lymphdrainage durchführen zu dürfen. Eine erfolgreiche Behandlung lässt sich gut daran erkennen, dass man kurze Zeit später Harndrang verspürt und zur Toilette muss, da eine Lymphdrainage entwässern sollte. Ist dies nicht der Fall, sucht man besser einen anderen Therapeuten auf.

Und dann war es so weit – Zeit für meine erste Lymphdrainage! Ich war gespannt, was mich erwarten würde. Im Netz hatte ich viele Berichte von Frauen gelesen, die die Behandlung als schmerzhaft empfunden hatten. Oh je! Da ich noch nie beim Physiotherapeuten gewesen war, kam es mir ja schon sonderbar vor, dass ich ein großes Handtuch mitbringen sollte. Was mich da wohl sonst noch Überraschendes erwarten würde?

Die Physiotherapeutin, die mir schließlich gegenüberstand, war so alt wie ich und nicht sehr gesprächig, was die Situation irgendwie unangenehm machte. Da ich mich nie wohlfühlte, wenn ich mich vor anderen ausziehen sollte, war ich immer dankbar, wenn ich dieses Unwohlsein hinter lockerem Small Talk verstecken konnte. Doch ganz egal, welches Thema ich in dieser Situation anschnitt – nach einem Satz stieg die Physiotherapeutin wieder aus dem Gespräch aus.

Na gut, dann konzentrierte ich mich eben auf die Behandlung! Mit leichten kreisenden Bewegungen, die mir nicht wehtaten, aktivierte die Therapeutin die Lymphknoten in meiner Leiste. Von dort arbeitete sie sich mit denselben kreisenden Bewegungen und ohne festen Druck mein Bein entlang in Richtung Fuß und wieder nach oben. Nach ungefähr 15 Minuten sagte sie: »So, ich werde jetzt die andere Seite behandeln.«

Wow, ein Satz pro Viertelstunde ..., dachte ich mir. Denn mein Unbehagen hatte sich zu diesem Zeitpunkt immer noch nicht verflüchtigt. Aber: Ich spürte meine Blase. Die Behandlung schien also zu wirken!

Die Lymphe – was ist das eigentlich?

Unser Lymphsystem ist ein wichtiger Teil des Abwehrsystems unseres Körpers, denn es ist zuständig für die Bekämpfung von Infektionen und damit quasi die »Müllabfuhr« unseres Körpers. Die Lymphflüssigkeit (Lymphe) fließt durch ein Netz aus Lymphgefäßen, die unseren ganzen Körper durchziehen – ähnlich wie unsere Adern, über die das Blut durch unseren Körper strömt. Während über unser Blut Nährstoffe und andere Substanzen in unser Körpergewebe gelangen, transportieren die Lymphgefäße hingegen Flüssigkeit und größere Abfallstoffe wie zum Beispiel Eiweiße aus dem Gewebe ab und befördern sie in die Lymphknoten. Diese kleinen Gewebeknoten filtern Bakterien, Fremdkörper und andere schädliche Stoffe aus der Lymphe heraus. Rund fünf Liter »Abwasser« werden so jeden Tag in den Lymphknoten gereinigt und in den Blutkreislauf zurückgeführt. Ist dieses Reinigungssystem jedoch gestört, staut sich die Lymphflüssigkeit unter der Haut an und verursacht schmerzhafte Wassereinlagerungen.

Mit der manuellen Lymphdrainage macht der Physiotherapeut mittels spezieller Grifftechniken die Abflusswege wieder frei und regt die Aufnahme von gestauter Flüssigkeit aus dem Gewebe der jeweiligen Körperregionen in das Lymphgefäßsystem an. Während der Therapie behandelt der Therapeut mehrere Körperregionen, um verschiedene Bereiche des Lymphsystems zu aktivieren. Sein Ziel ist es, die Lymphflüssigkeit zurück in die Lymphknoten zu streichen. Im direkten Anschluss an die manuelle Lymphdrainage sollte das Bein oder der Arm mit medizinischer Kompressionstherapie versorgt werden, damit die Entstauung länger erhalten bleibt.

Da ich mich selbst nicht als die »klassische Lipödem-Patientin« bezeichne, weil ich glücklicherweise relativ früh meine Diagnose bekommen habe und zeitnah im Anschluss eine Liposuktion vornehmen lassen konnte, kam ich nie in die Situation, jahrelang ausschließlich auf die konservativen Behandlungsmethoden angewiesen zu sein. Doch vielen Patientinnen bleibt manchmal sogar ihr ganzes Leben lang nichts anderes übrig, als mit den Behandlungsmaßnahmen vorliebzunehmen, die von den Krankenkassen getragen werden.

Mir ist wichtig, dass wir in diesem Buch alle möglichen Situationen, Voraussetzungen und Zusammenhänge berücksichtigen, darum habe ich eine der Lipödem-Betroffenen, die bisher in diesem Buch schon öfter zu Wort kam, ausführlich zu ihren Erfahrungen mit der Lymphdrainage sowie der Kompressionstherapie befragt. Sarah ist 29 Jahre alt, Lipödem-Patientin in Stadium III und geht seit vielen Jahren mindestens einmal pro Woche zur Lymphdrainage. Außerdem trägt sie jeden Tag Kompressionshosen und erzählt uns, worauf man beim Tragen und Kaufen dieses Hilfsmittels achten sollte und wie es ihr damit im Alltag geht.

Sarah, wie lange wird bei dir schon die Lymphdrainage angewandt?

Sarah: Aktuell bekomme ich einmal pro Woche für sechzig Minuten Lymphdrainage.

Wie läuft die Behandlung bei dir ab?

Sarah: Im Behandlungsraum ziehe ich mich bis auf die Unterwäsche aus. Wichtig ist, dass die Unterwäsche nicht einschneidet oder zu eng anliegt. Das blockiert die Lymphe. Deshalb trage ich meistens einen Sport-BH mit breiten, gepolsterten Trägern. Unter das Handtuch, auf dem ich liege, schiebt die Physiotherapeutin ein Keilkissen, damit meine Beine hoch gelagert sind. Danach befragt sie mich, ob und, wenn ja, inwiefern ich gerade spezielle Beschwerden habe, damit sie sich explizit um meine aktuelle körperliche Verfassung kümmern kann. Dann beginnt die eigentliche Lymphdrainage am Hals mit kreisenden Bewegungen in Herzrichtung. Auf diese Weise kann die Lymphe, unterstützt durch die Arbeit des Herzens, abtransportiert werden. Danach geht die Therapeutin über das Schlüsselbein und den Schulterbereich weiter zum Gesicht. Im Anschluss daran behandelt sie meinen Bauch mit bestimmten Handgriffen bis in die Tiefe. Erst dann sind die Beine und schließlich die Arme an der Reihe. Zum Abschluss behandelt sie dann noch das Dekolleté und schließt die Therapie am Hals ab.

Wie fühlt sich die Lymphdrainage für dich an?

Sarah: Ich empfinde sie wie eine Massage, die den Druck in meinem Gewebe und die Schmerzen im ganzen Körper lindert. Besonders in meinem Gesicht und an meinem Bauch nimmt die Schwellung stark ab, wenn die angestaute Lymphflüssigkeit abfließt. An den Armen und Beinen kann die Behandlung schon mal höllisch wehtun, je nachdem wie druckempfindlich man ist und wie viel Kraft der Therapeut aufwendet. Es können sich sogar Hämatome bilden.

Merkst du jedes Mal einen Effekt nach der Behandlung, zum Beispiel dass du auf die Toilette musst?

Sarah: Da ich abwechselnd zu zwei verschiedenen Physiotherapeutinnen gehe, ist der Effekt immer anders. Ich brauche den Wechsel zwischen den Therapeutinnen, weil mein Körper die Behandlung nach einiger Zeit nicht mehr annimmt, wenn die Therapie stetig gleich bleibt. Die erste Physiotherapeutin behandelt immer mit etwas mehr Druck. Wenn meine Beine stark verhärtet sind, benutzt sie im Anschluss sogar noch einmal die Massagepistole. Das hilft wirklich extrem. Bei ihr merke ich schon nach der Lymphdrainage eine enorme Erleichterung. Meine Beine fühlen sich nicht mehr so schwer an, und die Schmerzen sind gelindert. Dieses Gefühl hält ein bis zwei Tage an. Außerdem spüre ich einen Tag nach ihrer Behandlung eine Art Muskelkater, der anzeigt, dass mein Körper arbeitet. Nach ihrer Lymphdrainage muss ich außerdem sehr häufig auf die Toilette.

Die andere Physiotherapeutin arbeitet mit weniger Druck. Ihre Behandlung tut gut, doch der Effekt, also die Druckerleichterung und die Schmerzreduktion, halten nicht so lang an. Aber auch hier bekomme ich einen leichten Muskelkater im Anschluss.

Hast du eine unlimitierte Anzahl an Rezepten für die Behandlung, die du bei der Krankenkasse einreichen kannst?

Sarah: Bei der Lymphdrainage bekomme ich immer zwölf Behandlungen à sechzig Minuten verschrieben. Sind diese aufgebraucht, stellt mein Arzt mir ein neues Rezept aus. Bei den Kompressionsstrumpfhosen erhalte ich pro Jahr ein Rezept für zwei Strumpfhosen. Eine davon dient als Wechselversorgung, also Ersatzhose. Wenn sich der Beinumfang durch starke Gewichtszu- oder -abnahme verändert, ist ein Zusatzrezept möglich.

Wie läuft das Prozedere ab, wenn man sich Kompressionsstrümpfe verschreiben beziehungsweise anfertigen lassen will?

Sarah: Nach der Untersuchung beim Facharzt kann dieser ein Rezept ausstellen. In meinem Fall verordnet er darauf eine flachgestrickte Kompressionsstrumpfhose der KKL (Kompressionsklasse) 2. Mit diesem Rezept geht man in ein Sanitätshaus. Dort wird man von der Taille abwärts vermessen, es werden die Länge der Beine und auch der Umfang notiert. Beim Umfang wird zunächst der reguläre Umfang gemessen und im Anschluss das Maßband so weit zugezogen, bis nichts mehr geht. Dieses Maß bekommt schließlich die Kompressionsstrumpfhose. Die genommenen Maße sendet das Sanitätshaus dann an die Herstellerfirma, die zuvor anhand der Beratung durch den Arzt und/oder das Sanitätshaus gemeinsam ausgewählt wurde. Sobald der Hersteller die Strümpfe angefertigt hat und diese im Sanitätshaus vorliegen, wird man informiert, und man vereinbart einen Termin zur Anprobe. (Sollten die Strümpfe nicht passen, werden sie vom Sanitätshaus wieder an den Hersteller zurückgeschickt, und ein neuer Termin zur Anprobe wird vereinbart, sobald die neue Strumpfhose vorliegt.)

Wie sieht dein Alltag mit der Hose aus? Was gibt es für Probleme?

Sarah: Generell ist es schon mal nicht leicht, die Kompressionsstrumpfhosen anzuziehen. Mit meiner ersten Kompressionsstrumpfhose kam ich zum Beispiel überhaupt nicht zurecht. Sie drückte mir sehr stark in die Rippen und in den Bauch, sodass mir ständig die Luft wegblieb, mir teilweise schlecht wurde und ich Kreislaufprobleme bekam. Mein Mann musste mir oft beim Anziehen helfen, weil das Material so eng und schwer zu dehnen war. Wir haben manchmal eine ganze Stunde gebraucht! Allein hätte ich das niemals geschafft.

Irgendwann bekam ich dann eine neue Strumpfhose von einem anderen Hersteller und dazu offene Fußzehenkappen (separate Kompressionsversorgung für den Fuß). Diese Kombination war ebenfalls ein Kampf, denn die Fußzehenkappen musste ich zuerst anziehen. Dabei kam jede Zehe in ein eigenes Loch, und anschließend wurde die Strumpfhose darüber gezogen. Sie endete an den Knöcheln. Mit den Fußzehenkappen kam ich überhaupt nicht zurecht. Sie übten so viel Druck auf meinen Fußrücken und auf die einzelnen Zehen aus, dass ich beim Gehen sofort einen Krampf im Fuß bekam.

Mit der Zeit funktionierte das Anziehen etwas schneller, und ich brauchte nur noch knappe 45 Minuten. Mittlerweile habe ich eine Kompressionsstrumpfhose, bei der die Fußzehen geschlossen sind, und ich schaffe es allein, sie innerhalb von dreißig Minuten anzuziehen. Das Anziehen braucht sehr viel Kraft, es dürfen nämlich keine Falten entstehen. Da ich auch ein Lipödem an den Armen habe, schmerzen diese sehr bei diesem Prozess. Zudem muss ich noch Kissen einsetzen, damit die Beine gepolstert sind und nicht so stark aneinanderreiben. Alles so hinzubekommen, dass es gut sitzt, braucht Übung.

Ich fühle mich oft eingeengt. Ganz besonders wenn ich häufig auf die Toilette muss. Das ständige Runter- und Hochziehen der Strümpfe verlangt mir viel Kraft und Ausdauer ab. Im Sommer schwitze ich mich außerdem echt kaputt in den dicken Strumpfhosen.

Wie viele Stunden am Tag trägst du die Kompressionsstrumpfhose?

Sarah: Eigentlich vom Aufstehen bis zum Schlafengehen, also den ganzen Tag. Außer sie ist frisch gewaschen, dann muss sie trocknen, und das dauert ewig.

Wie funktioniert das im Zusammenspiel mit anderer Kleidung?

Sarah: Bei Kleidern und Röcken braucht man keine Strumpfhose mehr, denn die Kompressionsstrumpfhose ist wie ein Ersatz dafür. Unter Hosen finde ich sie nervig zu tragen, weil durch den Effekt der Kompression die Hose ständig rutscht. Der Umfang von Bauch und Beinen ist geringer, das Wasser fließt ab, und ich muss dann dauernd meine Hose hochziehen. Dadurch, dass mehr Platz in der Jeans oder Stoffhose entsteht, schlägt diese Falten, und es kommt erneut zu Druck- und Reibungsschmerzen auf der ohnehin sehr berührungsempfindlichen Haut.

Wie pflegt beziehungsweise reinigt man die Strumpfhose?

Sarah: Die Strumpfhose darf in die Waschmaschine, ganz normal mit Waschmittel und unter Berücksichtigung der Temperaturvorgaben des Herstellers. Wie immer bei Funktionswäsche gilt auch hier: keinen Weichspüler verwenden! Der macht nämlich die Fasern weich, und sie können dann nicht mehr komprimieren. In den Trockner darf die Strumpfhose ebenfalls nicht, denn auch der schädigt die Fasern. Die Hose muss also an der Luft trocknen. Im Winter dauert das immer ein wenig länger. Seit ich zwei Strumpfhosen habe, ist das mit dem Zeitaufwand nicht mehr so tragisch. Ich trage dann einfach so lang die Ersatzstrumpfhose.

Flachstrickkompression und Kompressionsklasse – ein Überblick

Die Kompressionsklasse (1–4) beschreibt den Druck eines orthopädischen Strumpfes. Grundsätzlich entscheidet der Arzt individuell über die für seine Patienten geeigneten Kompressionsklassen. Dabei berücksichtigt er das Krankheitsbild und dessen Ausprägung sowie den körperlichen Zustand: Kraft, Mobilität sowie mögliche zusätzliche Erkrankungen.

Flachgestrickte Kompressionsstrümpfe können in allen Kompressionsklassen hergestellt werden. Aufgrund ihrer relativ hohen Steifigkeit (Wandstärke) ziehen sich Flachstrickstrümpfe nicht in bestehende Falten hinein (dadurch würde es zur Abschnürung des Lymph- und Blutflusses kommen), und sie können plötzlich auftretende Umfangsdifferenzen überbrücken. Die Flachstrickkompression verbessert die Mikrozirkulation des Lymph- und Blutflusses und regt den Stoffaustausch der einzelnen Zellen im Gewebe an. Das verhärtete Gewebe wird dadurch gelockert, entlastet und schmerzfreier.

Wovon Sarah berichtet, das kennen viele Patientinnen. Das tägliche Hinein- und Herausquälen aus der Kompressionswäsche, das Schwitzen und die Schmerzen beim Tragen. Sicherlich erfahren viele Betroffene durch die Lymphdrainage akute Erleichterung, und weder ich noch andere Patientinnen wollen den traditionellen

Maßnahmen ihre Daseinsberechtigung und (bedingte) Wirksamkeit absprechen. Es ist jedoch ein Fakt, dass eine Liposuktion nachweislich eine sehr effektive (und unter bestimmten Voraussetzungen beziehungsweise in manchen Fällen die einzig wirksame) Methode ist, um den Patientinnen Schmerzerleichterung und wieder mehr Mobilität zu verschaffen sowie einer Verschlechterung der Symptomatik vorzubeugen. Klingt gut? Finde ich schon. Wieso lassen sich dann nicht einfach alle Betroffenen operieren?, fragt ihr euch jetzt vielleicht. Nun ja, jetzt kommen wir zu dem Thema, das vielen Patientinnen eine riesige Wut in den Bauch treibt: Geld!

Eine Liposuktion ist sehr teuer. Pro OP kann man mit viertausend bis sechstausend Euro rechnen (der genaue Preis variiert von Klinik zu Klinik). Nehmen wir den Betrag mal zwei – denn mit einer OP ist es meist nicht getan –, sind wir schon bei achttausend bis zwölftausend Euro. Das ist eine Menge Geld. Dabei ist das Rechenbeispiel damit in vielen Fällen noch nicht mal vollständig. Oftmals wird nämlich sogar eine dritte Behandlung notwendig, oder es kommt eine Hautstraffung dazu. Hände hoch, wer fleißig mitgerechnet und tatsächlich so viel Geld unterm Kopfkissen liegen hat ...

Die meisten Patientinnen, die ich kenne, haben solche Beträge leider aktuell nicht auf ihrem Konto vorrätig und werden sie vielleicht auch niemals haben. *Moment mal!*, könnte man jetzt denken, *wenn wir hier von einer diagnostizierten Krankheit sprechen, wieso wenden wir uns dann nicht an die Krankenkasse?* Ganz einfach deshalb: Die Kosten für die Behandlung werden in Deutschland nur in den wenigsten Fällen von den Krankenkassen übernommen (Stand: April 2022). Wieso das? Weil die Liposuktion noch nicht als wirksame Behandlungsmethode bei einem Lipödem im Leistungskatalog der gesetzlichen Krankenversicherung (GKV) eingetragen ist. Ein Anliegen der Krankenkassen ist hierbei wohl, Adipositas-Patientinnen von Lipödem-Patientinnen zu trennen, um Fettabsaugungen aus »rein kosmetischen Gründen« auszuschließen. Dafür hat sich das Gesundheitssystem eine ganz wunderbare (Achtung, Sarkasmus) Trenn-die-Spreu-vom-Weizen-Regel einfallen lassen. Aber mehr dazu von Frau Dr. Buxmeyer:

Frau Dr. Buxmeyer: Liposuktion – die Krux der Kostenübernahme durch die Krankenkasse

Momentan ist eine der Voraussetzungen für die Kostenübernahme einer OP durch die Krankenkasse Folgendes: Die Patientinnen müssen ein Lipödem Stadium III sowie einen BMI von ungefähr 34 nachweisen. Hier sage ich ganz klar: Das ist kaum möglich, selbst bei besten Ernährungsverhältnissen. Ich habe Frauen in meiner Praxis, die sind obenherum extrem schlank, ernähren sich vorbildlich und haben durch den hohen Fettanteil an den Beinen dennoch keine Chance, diesen BMI je zu erreichen.

Das Lipödem ist eine ernst zu nehmende Erkrankung, die neben Schmerzen und beachtlichen Spätkomplikationen eine massive Einschränkung der Lebensqualität mit sich bringt. Die Liposuktion ist als einziges Therapieverfahren in der Lage, das Lipödem zu beseitigen und nachhaltig die Schmerzen zu lindern. Es handelt sich also keinesfalls um eine ästhetische Operation, sondern um einen medizinisch indizierten Eingriff. Dabei ist das operative Verfahren noch dazu die ökonomisch sinnvollste Therapie, da die konservativen Methoden wie Kompression und manuelle Lymphdrainage dauerhaft unter sehr hohem Kosteneinsatz durchgeführt werden müssen. Der vorzeitige Gelenkverschleiß, mit oft mehrfach endoprothetischer Versorgung (also künstlichem Gelenkersatz), sorgt für eine zusätzliche Belastung des Gesundheitssystems, die durch frühzeitige Liposuktion vermieden werden könnte.

Fassen wir das also noch mal zusammen: Nur unter ganz bestimmten Voraussetzungen (Lipödem Stadium III und BMI unter 34) werden derzeit in Einzelfällen von den Krankenkassen die Kosten für eine Liposuktion übernommen. Das heißt aktuell in der Praxis, dass eine Operation erst von den Krankenkassen bewilligt werden kann, wenn die Patientinnen bereits so massive körperliche Schäden davongetragen haben, dass man mit dem Eingriff eigentlich nur noch Schadensbegrenzung betreiben kann. Manche irreparablen Schäden lassen sich in diesem Stadium gar nicht mehr beheben. Mitunter gehen Patientinnen am Rollator, weil ihre Knochen ihr Gewicht nicht mehr tragen können. Oder sie brauchen Gelenkprothesen und/oder anschließende Hautstraffungen, weil das abgesaugte Fett zu viel überschüssige, über Jahre ausgedehnte Haut zurücklässt. Eine Liposuktion, durchgeführt in einem früheren Stadium, könnte das alles verhindern. Aber gegen diese Leistung spricht momentan ja der angeblich hohe Kostenfaktor.

Rechnen wir doch noch einmal: Eine Lymphdrainage kostet circa 55 Euro pro Stunde, das macht also 110 Euro in der Woche. Im Jahr beläuft sich das sage und schreibe auf circa 5.720 Euro. Das heißt, ein einziges Jahr Lymphdrainage entspräche schon einer Liposuktion – und dabei bliebe unterm Strich sogar noch etwas übrig.

Wenn wir dieses Rechenbeispiel weiterdenken und davon ausgehen, dass Patientinnen ein Leben lang – also viele, viele Jahre – mit Lymphdrainagen und Kompressionswäsche (Überraschung! Die Strümpfe kosten auch ...) und eventuell auf lange Sicht aufgrund von Gelenkverschleiß und Haltungsschäden zusätzlich noch mit Prothesen usw. versorgt werden müssen, dann fällt recht schnell auf, wo hier der Denkfehler liegt, oder?

Sarah, 29 Jahre, Betroffene:
»Ich bin am Anfang von Stadium III und bräuchte mehr als nur eine Operation. Gehen wir mal von 24.000 Euro aus – das ist schon sehr viel Geld, das keine Normalverdienerin einfach so auf der hohen Kante liegen hat. Bei mir würden wahrscheinlich sogar noch Hautstraffungen dazukommen – ein Kostenfaktor, den man derzeit noch nicht einschätzen kann.

Ich habe mein Gutachten inklusive eines Antrags auf Kostenübernahme bei der Krankenkasse eingereicht. Die Kostenübernahme wurde allerdings abgelehnt mit der Begründung, die Kasse sähe keine Notwendigkeit für eine Liposuktion. Daraufhin schaltete ich einen Anwalt ein, und es gingen viele Schreiben hin und her, auch im Zusammenhang mit einer Diskussion um meine Gewichtsreduzierung. Zu dem Zeitpunkt hatte ich bereits vierzig Kilo abgenommen, was auch im Gutachten dokumentiert war. Doch es half alles nichts, es sollte noch nicht einmal zu einem Gerichtstermin kommen. Der Anwalt wie auch der Richter gingen davon aus, dass ich keine Chance hätte und letztendlich allein auf den Kosten sitzen bleiben würde.

Um das Geld aufzubringen, bleibt mir also nichts anderes übrig, als mir etwas von meinen Eltern zu leihen und/oder einen Kredit aufzunehmen. Der Leidensdruck geht eigentlich ins Unermessliche, da man nicht weiß, ob man sich die Operation jemals leisten kann – und was nach dem Eingriff noch an weiteren Kosten auf einen zukommen könnte. Daran, was das Lipödem auf lange Sicht für Schäden am Körper verursacht, wenn man sich die OP nie leisten kann, will ich nicht mal denken …«

Seit einigen Jahren kämpfen vom Lipödem Betroffene (darunter Schauspielerinnen und Sportlerinnen) für mehr Aufmerksamkeit für das Thema und haben Petitionen ins Leben gerufen, mit dem

Ziel, eine Aufnahme der Liposuktion in den Leistungskatalog der Krankenkassen zu erreichen. Das hätte auch fast geklappt: 2014 wurde bei der GKV erstmals ein Antrag eingereicht, die Liposuktion beim Lipödem als offizielle Behandlungsmethode zur Reduzierung der Beschwerden zu prüfen. Was zunächst vielversprechend aussah, scheiterte schließlich 2017 daran, dass es keine Studien und somit kaum verlässliche Daten (schwarz auf weiß) gab, die den Nutzen der Liposuktion als Behandlungsmethode beim Lipödem nachweisen konnten. So wurde zunächst beschlossen, dass es eine Erprobungsstudie geben müsse. Dafür wurden Anfang 2021 die ersten Teilnehmerinnen rekrutiert – insgesamt nehmen deutschlandweit momentan 450 Frauen an 14 Klinikzentren an der LIPLEG-Studie teil. Ihr seht also: Es gibt Hoffnung für die Zukunft!

Bis dahin heißt es leider für viele Frauen weiterhin Lymphdrainage und Kompression, lange sparen, Nebenjobs annehmen und auf eine glückliche Wendung der Geschehnisse warten. In meiner Community höre ich immer wieder von betroffenen Frauen, die ihre Autos verkaufen oder sogar ihr Pferd, um an das Geld für eine Liposuktion zu kommen. Viele nehmen auch Kredite auf und/oder leihen sich Anteile der Kosten von Familie und Freunden. Fast wöchentlich erreichen mich außerdem Anfragen von Betroffenen oder deren Angehörigen, die mich bitten, ihre GoFundMe-Pages für die OP zu teilen.

Magdalena, 27 Jahre, Betroffene:
»Irgendwann sah ich zufällig einen Beitrag über das Lipödem im Fernsehen. Jedes der beschriebenen Symptome kam mir bekannt vor. Ich sprach mit einigen Freundinnen über meine Vermutung, aber hatte das Gefühl, dass die meisten nichts damit anfangen konnten. Zwar hörten sie mir zu, aber ich glaube, niemand konnte sich so richtig vorstellen, dass ›dicke Beine‹ ernsthaft eine

Krankheit sein sollen. Nur eine Freundin reagierte anders: Sie offenbarte mir, dass sie selbst an einem Lipödem litt und dieses vor einem Jahr in der Rosenpark Klinik operieren lassen hatte. Zunächst sträubte ich mich, einen Termin in der Fachklinik zu vereinbaren, aus Angst vor der Diagnose. Meine Gedanken fuhren Achterbahn: Was, wenn ich wirklich ein Lipödem habe? Soll ich bis an mein Lebensende Kompressionsstrümpfe tragen? Auf keinen Fall! Und eine OP? Wie soll ich sechstausend Euro für diesen Eingriff auftreiben?!

Nach einiger Zeit beschloss ich dann, doch einen Termin zu vereinbaren, und erhielt im Oktober 2019 die Diagnose Lipödem Stadium I–II an den Beinen, an den Armen beginnendes Stadium I. Darauf folgte ein Ärztemarathon: Zuerst konsultierte ich eine neue Hausärztin. Sie packte erst mal einen Ordner aus, als ich ihr von meinem Lipödem erzählte, und schaute nach, was das genau war und was sie mir verschreiben durfte. Dann verschrieb sie mir sechsmal Lymphdrainage. Das war's. Danach suchte ich einen Phlebologen auf, der mir die Diagnose bestätigte und zusätzlich Kompressionsstrümpfe verschrieb. Weiter ging es beim Amtsarzt. Dieser bestätigte mir ebenfalls die Diagnose und stellte ein Gutachten aus, welches darlegte, dass die OPs zur Behandlung des Lipödems medizinisch notwendig seien, damit ich bei der Krankenkasse zumindest versuchen konnte, die Kosten bewilligt zu bekommen. Aber ich wusste natürlich schon durch meine Recherche, dass die Kassen die Kosten für eine Operation erst ab Stadium III übernehmen. Also suchte ich noch eine weitere Phlebologin auf, in der Hoffnung, irgendeine andere Behandlungsmaßnahme verschrieben zu bekommen, die mir bisher noch nicht bekannt war. Leider nahm diese letzte Gefäßmedizinerin mich kein bisschen ernst. Ich hätte kein typisches Lipödem, und sie könne nichts für mich tun, sagte sie. Ich glaube, sie wollte einfach nicht. Schließlich hatte ich sämtliche Symptome und eine Diagnose aus einer Fachklinik!

Vier Monate später beschloss ich, dennoch die OP-Termine zu vereinbaren. An den Beinen waren zwei Operationen nötig – zwölftausend Euro, von denen die Krankenkasse keinen Cent bezahlen wollte. Darum suchte ich mir neben meinem Vollzeitjob im Einzelhandel einen Nebenjob, um das Geld für den Eingriff anzusparen. Natürlich reichten meine Einkünfte vorn und hinten nicht, weshalb ich auch noch einen Kredit über zehntausend Euro aufnahm. Die fehlenden zweitausend Euro sammelte ich über eine GoFundMe-Kampagne. Es kostete mich extrem viel Überwindung, meine Geschichte auf Social Media zu teilen und öffentlich um Geld zu bitten. Aber das Feedback war überwältigend. So viele Menschen spendeten und schrieben mir, wie mutig und toll sie es fänden, dass ich so offen mit meiner Krankheit umging. Ich kann bis heute nicht in Worte fassen, wie dankbar ich jedem Einzelnen von ihnen bin. Innerhalb von drei Wochen hatten wir tatsächlich die zweitausend Euro zusammen.

Die OP brachte mir wirklich eine wahnsinnige Verbesserung, doch die Angst vor einem erneuten Schub, zum Beispiel während einer Schwangerschaft, wird mich wohl für immer begleiten.«

Liebe Welt, deshalb sind meine Beine dick …

Wie ich mit meiner Krankheit an die Öffentlichkeit ging

August 2019

Obwohl ich wusste, dass meine Chancen auf Kostenübernahme durch die Krankenkasse gleich null waren, kontaktierte ich meinen Versicherungsmakler, als mein Befundbericht (zum Antrag auf außervertragliche Behandlungsmethoden) von Frau Dr. Buxmeyer vorlag. Dieser Bericht legte genauestens meine Diagnose (schmerzhaftes Lipödem Grad II mit typischer Fettverteilungsstörung an Beinen, Hüfte und Oberarmen), den Therapievorschlag (Liposuktion in Tumeszenz-Lokalanästhesie in drei Sitzungen) sowie eine ausführliche Erklärung über die medizinische Notwendigkeit des Eingriffes dar.

Die Antwort meiner Versicherung lautete schließlich wie folgt: »Vielen Dank für die eingesendeten Unterlagen, wir brauchen allerdings noch folgende Angaben von Ihnen:

Körpergröße und aktuelles Gewicht, Umfangsangaben zu: Oberarmen (schulternah, mittig, ellenbogennah), Taille und Hüfte, Oberschenkel (hüftnah, mittig, knienah), Unterschenkel (knienah, mittig, knöchelnah), eine präoperative Fotodokumentation der betreffenden Körperregionen jeweils frontal und beidseits im Profil, genaue Angaben zum Beginn der Beschwerden und Auftreten der typischen Morphologie, detaillierte Angaben zu Beginn und Dauer der bisher erfolgten konservativen Behandlungen (zum Beispiel Heilmittel, Hilfsmittelverordnung, von wem verordnet) ...«

Uff! Allein wenn ich schon daran dachte, auf die verhasste Waage steigen und tausend Maße nehmen zu müssen, sammelte sich kalter Schweiß auf meiner Stirn. Mein Shake-Diät-Trauma hatte ich immer noch nicht gänzlich überwunden, und in Anbetracht der Tatsache, dass meine Chancen auf Kostenübernahme gleich null waren, ersparte ich mir eine weitere innere Krise und verfolgte den Antrag nicht weiter. Ich weiß, es ist ein wahnsinniges Privileg, dass ich durch meine Arbeit finanziell so flüssig war und die Kosten selbst tragen konnte. Dafür bin ich endlos dankbar!

Ich weiß aber auch, dass es vielen anderen nicht so geht, und darum setze ich mich für mehr Sichtbarkeit der Krankheit Lipödem ein. Auch wenn das bedeutet, dass ich mich zeigen muss – inklusive meiner Makel. Gerade vor den Operationen ist mir das alles andere als leichtgefallen. Was ich allerdings in den wenigen Wochen nach der Diagnose bereits merkte, war: Meine Einstellung zu meinem Körper veränderte sich. Ich wusste nun endlich, dass es nicht meine Schuld war, dass ich nicht gegen die Gewichtszunahme ankam. Das Wissen um die Krankheit verschob außerdem ein bisschen meinen Fokus. Es ging mir plötzlich nicht mehr nur noch um mein Aussehen, sondern vor allem um meine Gesundheit. Von nun an hatte ich immer die Worte von Frau Dr. Buxmeyer im Ohr: »Du musst jetzt langfristig einen Weg für dich finden, um gesund und fit zu bleiben.« Das war mit einer der Hauptgründe, warum ich es immer häufiger schaffte, über meinen Schatten zu springen und Situationen auszuhalten, denen ich zuvor nach Möglichkeit aus dem Weg gegangen war. Nie hätte ich mir zum Beispiel auch nur ansatzweise vorstellen können, dass ich mal freiwillig jemanden darum bitten würde, meine nackten Beine zu fotografieren – doch genau das tat ich plötzlich. Warum? Ich wollte »das Vorher« festhalten, für den

Fall, dass es »ein Nachher« gab. Dafür fragte ich eine befreundete Fotografin und Content Creatorin, mit der ich öfter gemeinsam Bilder machte, ob sie für mich ein Foto machen könnte. Wir waren ohnehin zum Shooten verabredet und hatten uns dafür eine Location angemietet.

Nachdem wir ein paar Outfit-Pics geschossen hatten, wagte ich es – auch wenn es mir natürlich immer noch todesunangenehm war, mich vor Desi auszuziehen. Man muss dazu sagen: Sie ist so ungefähr die zierlichste Person, die ich kenne. Schlank, klein, und im Vergleich dazu kam ich mir wirklich vor wie der sprichwörtliche Elefant im Porzellanladen. Dennoch fragte ich sie: »Hey Desi, würdest du ein Foto von mir in Unterwäsche machen?« Lingerie zu shooten, gehörte für sie als Hochzeitsfotografin eigentlich nicht zum täglichen Brot, aber hin und wieder kam es schon vor, dass sie Models in Wäsche vor der Linse hatte.

»Klar«, antwortete sie beiläufig, während sie verschiedenes Equipment aus- und einpackte. Zögerlich suchte ich aus meiner mitgebrachten Kleidung die Unterwäsche heraus, die ich mir extra für diesen Anlass besorgt hatte. Ich wollte nichts Aufreizendes, einfach saubere, normale Basic-Wäsche, und hatte mich schließlich für ein Set in Graublau entschieden. Damit verzog ich mich auf die Toilette.

Als ich mich ein paar Minuten später in BH und Slip vor Desis Kamera positionierte, fühlte ich mich ganz schön entblößt. Oder besser: Ich kam mir splitterfasernackt vor, obwohl ich ja sogar Unterwäsche trug! Halb Instagram zeigte sich täglich in Bademode und knappen Sportoutfits, und mir war es peinlich, mich vor einer einzigen Freundin so leicht bekleidet zu zeigen. Natürlich redete mir diese Gefühle mal wieder das Monster in meinem Kopf ein – Desi hingegen war völlig entspannt.

»Stell dich mal so hin!«, gab sie mir mit professioneller Stimme Anweisungen und machte mir vor, wie ich mich positionieren sollte.

Sie schoss ganz neutrale Fotos, ähnlich wie die, die ich für mein Bodyalbum sonst immer machte.

»Soll ich noch ein Video von unten nach oben machen?«, fragte Desi, als wir die Bilder im Kasten hatten, und in meinem Kopf spielte sich ein Déjà-vu ab. Plötzlich fühlte ich mich wieder wie damals mit 16 vorm Laden von Udo Walz, nur mittlerweile dreimal so breit. Sicher war mein Gesichtsausdruck auch dreimal so deutlich von Scham gezeichnet, als die Kamera endlich an meinem Kopf ankam. Da half kein Fake Smile dieser Welt.

Die ganze Zeit während des Shoots hatte ich mir vor Augen gehalten, dass ich vielleicht irgendwann mal einen gesund aussehenden Körper haben würde. Nur so hatte ich es geschafft, dieses Unterwäsche-Shooting überhaupt durchzuziehen. Aber wisst ihr was? Heute bin ich froh, dass ich mich damals dazu überwunden habe, denn eines der Fotos, die dabei entstanden sind, seht ihr heute auf dem Cover dieses Buches in dem Polaroid-Rahmen rechts oben in der Ecke. Ich finde, kaum ein anderes Bild zeigt so deutlich, wie sehr mein Körper sich mit den Jahren verändert hat – vor allem in dem Zeitraum, als ich, ohne mir darüber bewusst zu sein, meinen heftigsten Schub hatte und die Welt nicht mehr verstand.

Das ist auch einer der Hauptgründe, warum ich meine Geschichte so offen auf YouTube, Instagram und nun auch in diesem Buch erzähle. Ich möchte den Diagnoseweg anderer Mädchen und Frauen verkürzen, und ich möchte unser Umfeld dafür sensibilisieren, das Leiden von uns Betroffenen ernst zu nehmen. Darum entschied ich mich auch noch vor meiner Liposuktion dazu, mich öffentlich zu outen und ein Video zum Thema Lipödem zu produzieren. Ich wollte anderen Betroffenen damit Mut machen, ihnen erste Informationen liefern und sie wissen lassen: »Du bist nicht allein!« Ich kannte das ja selbst gut genug: Im eigenen Kopf denkt man oft, niemand anders fühlt sich so schrecklich wie man selbst. Aber ich wusste nun, dass das nicht stimmte. Also warum dieses Wissen nicht mit anderen teilen, die ähnlich litten?

Mich vor meiner OP zu outen, würde mir außerdem die Möglichkeit geben, den Eingriff und den Heilungsprozess auf Video zu begleiten. Auf diese Weise könnte ich Betroffenen, die ebenfalls über eine Liposuktion nachdachten, einen Einblick in das geben, was sie erwartete.

Von dem Moment an, als die Idee in mir aufkam, musste der Wille zur Umsetzung erst einmal in mir wachsen. Bestimmt zwei Wochen lang trug ich den Gedanken mit mir herum – Tag und Nacht. Wie sollte ich meine Geschichte erzählen? In welcher Reihenfolge?

Das Einzige, was mir sofort klar war, war, dass ich das erste Video erst ganz knapp vor meiner OP posten würde, denn ich hatte Angst vor den Reaktionen. Angst davor, verurteilt zu werden, und vor der Vielzahl an unterschiedlichen Meinungen, die garantiert auf mich einprasseln würden. Ich hatte ohnehin wahnsinnigen Respekt vor dem Eingriff – nicht nur wegen meiner Nadelphobie! –, da wollte ich mir nicht noch allzu viel zusätzlichen Stress aufbürden. Frau Dr. Buxmeyer hatte mir bereits den Aufklärungsbogen zur Liposuktion mitgegeben, und die darin genannten potenziellen Risiken machten mich definitiv unruhig. Einblutungen, Nachblutungen ... Und wie stark würde die Narbenbildung sein? Am meisten Angst hatte ich davor, dass sich geschädigte Nervenbahnen vielleicht nicht gänzlich oder nur sehr langsam erholen würden und ich lange ein taubes Gefühl in den Beinen beziehungsweise auf der Haut spüren würde. Außerdem hatte ich viel im Netz gelesen, und wie das in Foren so ist: unterschiedliche Patientinnen, unterschiedliche Meinungen zu Kliniken und OP-Methoden ... Bei all diesen Gedanken, die eh schon in meinem Kopf herumschwirrten, wollte ich nicht riskieren, tagelang mit noch mehr Erfahrungsberichten und etwaigen Horrorgeschichten bombardiert zu werden.

Überhaupt musste ich das Video, das ich kurz vor der OP posten wollte, auch erst mal vorbereiten. Ungefähr eine Woche vor der Liposuktion setzte ich mich an das Skript. Ich schreibe vorm Drehen nämlich immer ganz genau auf, was ich sagen möchte, denn ich kann es überhaupt nicht leiden, wenn Leute um den heißen Brei herumreden und wild durch verschiedene Themen springen. Und gerade bei so einer wichtigen Angelegenheit wie der Aufklärung über eine Erkrankung wollte ich nichts vergessen. Außerdem hatte ich große Sorge, dass ich mit meinen Ausführungen irgendjemandem unabsichtlich zu nahe treten könnte. Was, wenn die Leute mir unterstellten, ich würde andere, die so aussahen wie ich, als »fett« bezeichnen, nur weil ich selbst unter Komplexen und dazu noch unter einer ziemlich doofen Krankheit litt? Mir war ja durchaus bewusst, dass ich mit meiner Reichweite auch eine Vorbildfunktion hatte. Und wurde da nicht von mir erwartet, dass ich ein positives Verhältnis zu meinem Körper vorlebte? Wie sollte ich jüngeren Followern ein gutes Beispiel sein, wenn ich, statt Selbstliebe zu predigen, öffentlich zugab, dass ich mich selbst gar nicht so toll fand? Diese Gedanken beschäftigten mich so sehr, dass ich am Ende sicherheitshalber sogar einen Disclaimer in das Video einbaute, der ganz klar betonte, dass ich niemanden beleidigen wollte und nur von meiner ganz persönlichen Situation sprach. Während des Entstehungsprozesses zeigte ich das Video außerdem einigen Leuten, die mir nahestanden und denen ich vertraute, um mir ihre Meinungen einzuholen. Sie alle versicherten mir: Du machst das super! Das beruhigte mich enorm und nahm mir zumindest ein bisschen Lampenfieber.

Bevor ich das Video jedoch posten konnte, musste ich erst noch sichergehen, dass meine engsten Leute nicht aus dem Internet von meiner Krankheit erfuhren. Meine Familie wusste inzwischen Bescheid. Weder meine Brüder noch mein Vater hatten vorher vom Lipödem gehört – wie übrigens die meisten Menschen in meinem

Umfeld. Umso überraschter war ich deshalb über die Reaktion meines guten Freundes Manu.

In den Wochen zwischen der Diagnose und dem vereinbarten OP-Termin hatte sich nicht der richtige Moment ergeben, ihm von den Neuigkeiten zu erzählen, vor allem deshalb, weil er bereits für das Praxissemester umgezogen war und uns nun dreihundert Kilometer trennten. Ich kam deshalb erst zwei Tage vor dem Eingriff dazu, ihm in einer Sprachnachricht von meiner Diagnose zu erzählen: »Hallo Manu«, sagte ich etwas zögerlich in das Mic an meinem Handy. »Ich wollte dir schon seit einiger Zeit etwas sagen, aber irgendwie kam es nie dazu. Deshalb erzähle ich es dir jetzt, damit du es nicht aus meinem Video erfahren musst. Also, Folgendes: Am Mittwoch werde ich operiert ...«

Wie auch schon bei meinen Mädels spulte ich meine Standardsätze zur Erklärung des Lipödems ab. Ich berichtete Manu, wie sich die Symptome bei mir entwickelt hatten und dass ich deswegen schon seit Jahren ein angeknackstes Selbstbewusstsein hatte. Außerdem erklärte ich, dass ich wahrscheinlich zwei bis drei OPs brauchen würde.

Als ich nach knapp sechseinhalb Minuten die Nachricht absendete, kam Manus Antwort darauf sofort: »Fuck!«, schrieb er nur.

»Trifft es irgendwie ganz gut«, tippte ich in mein Handy.

Er schrieb zurück: »Eine gute Bekannte von mir hat das auch, schon ziemlich heftig. Darum kann ich mir vorstellen, was du durchmachst. Tut mir voll leid, dass ich gerade nicht für dich da sein kann.«

Ich war baff. Manu war der erste Mensch in meinem direkten Umfeld (abgesehen von meiner Mutter), der sofort etwas mit dem Begriff anfangen konnte. Daraus lässt sich gut eine vage Statistik ableiten, die man so wahrscheinlich auf die gesamte Gesellschaft übertragen kann. Gehen wir mal von zehn Menschen aus, mit denen ich gesprochen habe: Davon kannte eine Person das Lipödem bereits, und eine andere hatte eine grobe Vorstellung, worum es sich dabei handelte, weil sie »mal irgendwo einen Beitrag gesehen hatte«. Das war's. Der Rest hatte noch nie von der Krankheit gehört. Ein weiterer Grund, warum es dringend mehr Aufklärung brauchte! Und weshalb ich unbedingt mein Video über das Lipödem posten musste.

»Hallo, ihr Lieben! Ehrlich gesagt: Keine Ahnung, wie man dieses Video anfängt?! Dies ist wahrscheinlich das schwerste Video ever für mich. Da es sich komplett um meine allergrößte Unsicherheit dreht.« So begann ich das mutigste Video, das ich in meiner gesamten Karriere als YouTuberin wohl gedreht hatte. In 26 Minuten fasste ich mein ganzes bisheriges Leben und meine Krankengeschichte zusammen. Ich erzählte von meinen Selbstzweifeln und den zahllosen Diäten. »Bitte tut das nicht!«, bat ich meine Follower. »Ihr solltet mehr auf euch und euren Körper hören als auf euer Scheißhirn, das euch permanent zuruft, dass ihr zu fett für diese Welt seid, zu fett, um etwas erreichen zu können!« Es war mir so wichtig, meine Zuschauer wissen zu lassen, dass sie mit ihren Selbstzweifeln nicht allein waren. »Auch wenn ich in meinen Videos superselbstbewusst rüberkomme, das bin ich absolut nicht – zumindest nicht, wenn es um das Aussehen meines Körpers geht«, gab ich offen zu. Zum ersten Mal war ich absolut ehrlich darüber, wie es in mir drin aussah – und damit tat ich nicht nur den Menschen da draußen, sondern auch mir einen Gefallen.

Neben dem emotionalen Teil im Video versuchte ich, in gut verständlichen Worten zu erklären, was das Lipödem war und was für Behandlungsmöglichkeiten es gab. Außerdem erzählte ich, warum ich genau diesen Zeitpunkt für mein Outing gewählt hatte, und versprach, auch in Zukunft auf Social Media von meiner Krankheit und insbesondere der Behandlung zu berichten. Ich versprach meinen Followern, dass ich sie auf diese Reise mitnehmen und meine

Operation sowie den Heilungsprozess so gut es ging dokumentieren würde.

»Dieser permanente, immerwährende Selbsthass ist echt anstrengend und geht sehr auf die Psyche«, sagte ich am Ende des Videos. »Ich hoffe, das wird schon sehr bald besser, und ich kann meinem Körper helfen, wieder gesünder zu werden. Drückt mir die Daumen, dass alles gut klappt und dass ich meinen Körper besser kennen- und lieben lerne! Wenn ihr in einer ähnlichen Situation steckt, fühlt euch bitte nicht allein! Wir schaffen das zusammen! Danke fürs Zuhören und bye!«

Als das Video vollständig hochgeladen war, klappte ich den Laptop zu und steckte mein Telefon weg. Die nächsten zwei Stunden beschäftigte ich mich zwanghaft mit allen möglichen Dingen, damit ich bloß nichts von den Reaktionen auf mein Video mitbekommen würde. Ich hatte solche Angst vor einem Shitstorm, dass ich schließlich erst mal meine Freundin Jasmin bat, online für mich die Lage zu checken. Als sie sagte, sie hätte keine fiesen Kommentare gefunden, traute ich mich dann selbst, einen Blick zu riskieren – und war total überwältigt von den vielen lieben Nachrichten:

Liebe Kati, ich sitze hier und weine. Wir hatten in letzter Zeit vermehrt Kontakt bezüglich des Themas #Lipödem, und heute hast du deine Diagnose öffentlich gemacht. Ich weiß, dass dieser Schritt nicht einfach für dich war, aber ich bin gerade so beeindruckt von deiner Stärke, deiner Offenheit, wie klar und entschlossen du nun an die Sache rangehst. Ich fühle alle deine Worte, denn das ist genau der Weg, den ich auch gegangen bin. Ich wünsche dir von Herzen, dass nun alles gut wird.

Wow! Danke für diesen megainformativen und sehr privaten Einblick! Ich habe eine ähnliche Geschichte hinter mir und möchte nun auf Nummer sicher gehen und mich untersuchen lassen. Tatsächlich habe ich auch einige der Symptome, und die Diagnose Lipödem wäre des Rätsels Lösung. An meinen Beinen und Armen hat auch noch nie etwas geholfen, weshalb ich nach Jahren sämtliche Versuche, daran etwas zu verbessern, aufgegeben habe. Mit dem Video machst du sehr vielen Frauen Mut! Danke dafür! Fühl dich gedrückt!

Vielen Dank für deine Ehrlichkeit und deinen Mut. Seit vier Jahren habe ich das gleiche Problem wie du. Bis jetzt konnte mir niemand helfen, und ich leide immer noch sehr unter den Beschwerden. Meine Beine sind blau verfärbt und knubbelig. Durch dein Video habe ich jetzt einen Ansatz, den ich verfolgen kann. Ich werde mich bei einem Spezialisten vorstellen. Bleib so stark, wie du bist, denn damit machst du auch andere stark!

Vielen Dank, dass du nicht dieses »Lieb-dich-einfach-selbst«-Blabla machst, sondern so schön echt bist. Jeder Mensch hat Makel, Dinge, die er an sich selbst vielleicht sogar hasst, die einen verunsichern und manchmal einfach nur zum Heulen bringen.

Bis tief in die Nacht hinein las und beantwortete ich Nachrichten. Im Grunde erreichte ich zwei Personengruppen: einmal die Menschen, die sich in mir wiedererkannten und durch mein Video vielleicht den entscheidenden Hinweis darauf bekamen, was mit ihnen los war. Und dann diejenigen, die dankbar waren, dass ich authentisch mit den Themen Selbstliebe und Selbstbewusstsein umging. Unzählige Follower wünschten mir Glück für die anstehende Operation, und auch aus meinem Bekannten- und weiten Verwandtenkreis meldeten sich viele bei mir. Ich wurde nahezu mit Liebe überflutet – damit hatte ich wirklich nicht gerechnet. Das rührte mich unglaublich und baute mich sehr auf.

Bis heute wurde mein Video über das Lipödem 1,2 Millionen Mal angesehen, und ich bekomme immer noch regelmäßig Rückmeldungen dazu. Ich hätte niemals erwartet, dass ich so vielen anderen Menschen damit weiterhelfen könnte, indem ich über meinen eigenen Schatten sprang und offen über meine Selbstzweifel sprach. Das war ein krasser Lernprozess für mich. Zum ersten Mal hatte ich das Gefühl, etwas Großes bewirkt und wirklich etwas erreicht zu haben.

Ich krieg mein Fett weg!

Meine erste Liposuktion

August 2019

Sechs Uhr morgens am 28. August 2019: Mein Wecker klingelte. Oder soll ich sagen: *unser* Wecker? Denn meine Freundin Saadet, die zugestimmt hatte, mich zur Operation zu begleiten, hatte bei mir übernachtet, damit wir bloß nicht zu spät kommen würden. Der Zeitplan für die OP war genau getaktet. Acht Uhr bis zwölf Uhr. Vier Stunden. Aktuell konnte ich mir nicht vorstellen, wie das Praxisteam den Eingriff so genau kalkulieren konnte.

Saadet war heute übrigens nicht nur zum Händchenhalten, sondern auch als Kamerafrau dabei. Zur emotionalen Unterstützung würde außerdem auch meine Mutter mitkommen, die mich später sogar in den OP begleiten durfte. Nun hupte sie aber erst mal vor der Haustür, um Saadet und mich einzusammeln.

Mein Koffer war prall gefüllt. Die Listen-Kati hatte alles Mögliche besorgt, was die Frauen aus der Facebook-Gruppe der Rosenpark Klinik empfohlen hatten. Eine Patientin der Klinik hatte diese Gruppe vor Jahren ins Leben gerufen, und seither diente sie Patientinnen zum Erfahrungsaustausch und als eine Art Marktplatz, um beispielsweise Kompressionswäsche günstiger abzugeben. Denn die Privatklinik verwendete nach der Operation eine spezielle Kompressionshose aus elastischem Gewebe, die leichter über dem Verband angelegt werden konnte als herkömmliche Flachstrickwäsche. Nach dem Eingriff boten einige Patientinnen die Hose reduziert an, weil sie neu nicht ganz billig war.

Mit Sack und Pack und für alle Eventualitäten gerüstet saß ich also einige Minuten später im Auto und versuchte, mit der Übelkeit klarzukommen, die mir in der Kehle steckte. Ob mir vor Aufregung schlecht war oder weil ich noch nichts gegessen hatte, konnte ich nicht so genau einschätzen. Es hätte mir aber sicher gutgetan, ein leichtes Frühstück zu mir zu nehmen, wie es mir Frau Dr. Buxmeyer empfohlen hatte. Aber so früh am Morgen konnte ich noch nichts essen.

Trotz des flauen Gefühls im Bauch bemühte ich mich, für meinen Vlog alles bestmöglich festzuhalten und zu erklären, solang ich noch einigermaßen in der Lage dazu war. Ein Thema brannte mir nämlich noch auf der Seele, und ich wusste nicht, ob ich später noch mal die Gelegenheit dazu finden würde, es anzusprechen. Also wollte ich in diesem Video die Chance nutzen und einen Punkt ganz besonders betonen – und zwar, dass es nicht selbstverständlich war, sich diese Operation leisten zu können. Offenbar hatte ich das in meinem letzten Video nämlich nicht klar genug ausgedrückt. Ja, es stimmte, die Reaktionen auf mein »Outing« waren überwiegend positiv gewesen, aber ein Punkt hatte bei ein paar vereinzelten Zuschauern doch zu Missmut geführt – und das, obwohl ich mir so viel Mühe gegeben hatte, bloß niemandem auf die Füße zu treten.

Bis zu dem Moment, als Kati erzählt hat, dass sie sich für die OP entschieden hat, fand ich das Video gut. Dann kam mir die Galle hoch! Die Kosten hat sie mit keinem Wort erwähnt. So vermittelt das Video den Anschein, man könnte sich aussuchen, ob man sich operieren lassen möchte oder bis zum Lebensende Kompressionswäsche trägt und zur Lymphdrainage geht. Ich habe mir letzteren Weg nicht ausgesucht. Ich kann die Kosten für eine OP nicht stemmen, und ich denke, es geht ganz vielen Frauen so.

Autsch – das hatte gesessen! Darum war es mir wichtig, dieses Thema noch mal besonders hervorzuheben. Nur weil ich durch meinen Job mittlerweile gut verdiente und mir deshalb die Operation leisten konnte, bedeutete das nicht, dass mir die finanziellen Dimensionen dieses Eingriffes nicht klar waren. Es war ja nicht so, dass ich keinen Bezug zu Geld hatte. Ich bin in ganz normalen Verhältnissen aufgewachsen und kein verschwenderischer Mensch. Auch heute wirtschafte ich eher sparsam und werfe mein Geld nicht gedankenlos zum Fenster raus. Die sechstausend Euro, die der Eingriff kostete, bezahlte ich zwar ohne Murren, denn es ging dabei um meine Gesundheit, mir war jedoch schon klar, dass das sehr viel Geld war.

Abgesehen von dem Kostenthema, das viele Patientinnen bewegt, beschäftigte mich in diesem Moment, als ich da todesnervös im Auto saß, aber noch etwas ganz anderes. Ich hatte in den letzten Wochen nicht den Mut gefunden, meiner Mutter diese Frage zu stellen, aber jetzt wollte ich es doch wissen.

»Mama?« Ich schaute vom Beifahrersitz zu ihr rüber. »Wieso hast du nie etwas gesagt?« Noch immer schwirrte ihre Reaktion aus unserem WhatsApp-Chat damals in meinem Kopf herum. *Ja, das ist ein Lipödem bei dir ...* Aber wenn sie es doch gewusst hatte – warum hatte sie es nie angesprochen?

»Na ja, es war nicht so leicht, dich auf deine Figur anzusprechen«, antwortete sie. »Als du aus Amerika zurückgekommen bist und deine Gewichtszunahme losging, habe ich dich mal auf eine Diät aufmerksam gemacht, weil ich dir irgendwie helfen wollte, und daraufhin warst du total beleidigt.« Ihr Blick war weiterhin auf die

Straße gerichtet, aber ich sah an ihrem nachdenklichen Gesichtsausdruck, dass sie auf eine Antwort von mir wartete.

Ich versuchte, mich an das von ihr erwähnte Gespräch zu erinnern, doch da war nichts. Trotzdem konnte ich mir meine Reaktion in dieser Situation lebhaft vorstellen. Wahrscheinlich hatte ich so was gedacht wie: *Klasse! Sogar meine eigene Mutter findet mich fett!*

Als ich nichts sagte, fuhr meine Mutter fort: »Ich wollte dir nicht zu nahe treten mit meinem Verdacht. Für dich war deine Figur jahrelang vor allem ein optisches Thema. Hättest du jetzt täglich über extreme Schmerzen geklagt, hätte ich selbstverständlich etwas gesagt! Aber so ... Ich hatte Angst, dass ich alles noch schlimmer mache und du sauer auf mich bist.«

Ich nickte. Das konnte ich tatsächlich nachvollziehen. In dieser Phase damals kam einfach alles falsch bei mir an, egal wie es gemeint war. Trotzdem beruhigte es mich jetzt, zu hören, dass sie damals ein Auge auf mich gehabt hatte. Hätte mein Zustand sich verschlimmert, hätte sie gewusst, was zu tun war. Und als ich bereit war, Hilfe anzunehmen, war sie sofort da. Dafür konnte ich dankbar sein.

Als wir ein paar Minuten später an der Rosenpark Klinik ankamen, hatte ich gemischte Gefühle. Das Gebäude im Gründerzeitstil mit dem schön angelegten Garten wirkte kein bisschen wie eine typische Klinik. Es war ein heißer Sommermorgen, und irgendwie wollte die Vorstellung, dass ich jetzt gleich auf einem OP-Tisch liegen würde, nicht so richtig in dieses idyllische Bild passen. Wir waren eine halbe Stunde zu früh dran, weshalb Saadet und ich draußen im Garten warteten. Meine Mutter ging währenddessen schon mal in die Klinik, um sich für den OP umzuziehen. Sie hatte eigentlich keinen Dienst heute, aber wir hatten abgeklärt, dass sie zu meiner Unterstützung und zum Dokumentieren der OP für meinen Vlog mit dabei sein durfte. Und ich muss sagen: Das half mir enorm dabei, besser mit meiner Aufregung klarzukommen!

»Man sieht dir an, wie aufgeregt du bist!«, sagte Saadet, die immer noch die Kamera auf mich hielt.

»Ich bin bestimmt ganz blass!«, sagte ich. Die Nervosität wurde noch schlimmer, als wir schließlich nach drinnen gerufen wurden. Voller Tatendrang folgte Saadet mir, als eine Krankenschwester sie stoppte: »Ab hier darfst du leider nicht mehr mit.«

Meine Freundin und ich drückten uns zum Abschied, und ich begleitete die Schwester in Richtung der OP-Säle. Sie überreichte mir eine kleine Tasche, in der das OP-Leibchen und ein Stringtanga verstaut waren.

»Bitte einmal umziehen!«, forderte sie mich auf und zeigte auf die Umkleidekabinen, die so ähnlich wie beim Frauenarzt aussahen, bloß dass hier noch ein kleines Bad eingebaut war. Und dann, tatsächlich um Punkt acht Uhr, verließ ich die Umkleidekabine und betrat den Behandlungsraum, wo meine Mutter schon auf mich wartete und das straff durchgeplante Prozedere begann.

Zunächst musste ich mich vor eine blaue Wand stellen, damit Bilder zum Vergleich gemacht werden konnten. Für die Vorher-Fotos, die eine Schwester von mir schoss, trug ich nur den Klinik-String und meinen BH. Ihr könnt euch vorstellen, wie ich mich in dem »bisschen Stoff« vor dem medizinischen Personal fühlte …

Gleich im Anschluss daran zog ich dann mein OP-Leibchen über und kletterte auf die Behandlungsliege. Für den Moment war das Kopfteil noch relativ senkrecht eingestellt, ähnlich wie der Stuhl beim Zahnarzt. Vor dem Eingriff musste nämlich noch mein Blutdruck gemessen und ein Zugang in meinen Arm gelegt werden, über den mir später das Beruhigungs- und Schmerzmittel gespritzt werden würde. Zur Bestimmung eines kleinen Blutbildes wurde mir auch noch mal Blut abgenommen. Die Schwester erklärte mir, dass dies unter anderem zur Ermittlung der Gerinnungswerte diente.

Allein diese vorbereitenden Schritte waren für mich schon eine nervliche Zerreißprobe. Wo ich hinsah: Nadeln, Schläuche, Gerätschaften. Waaah!

Als schließlich Frau Dr. Buxmeyer dazukam, bat sie mich, aufzustehen, und kniete sich dann mit einem Stift bewaffnet vor mich auf den Boden. Sie zeichnete jede Menge Kreise und Halbkreise an die Innenseiten meiner Oberschenkel und Waden – damit kennzeichnete sie die Stellen, die wir heute absaugen würden. Während die Ärztin die Bereiche markierte, wo sie später mit der Kanüle unter meine Haut fahren würde, fragte sie mich, wie meine Vorbereitung auf die OP geklappt hatte und ob ich schwimmen und bei der Lymphdrainage gewesen war.

»Dein Gewebe ist immer noch sehr fest«, merkte sie beim Abtasten meiner Schenkel an, und ich bekam sofort ein schlechtes Gewissen, dass ich es – neben den Terminen bei der Physiotherapeutin – nur ein einziges Mal ins Schwimmbad geschafft hatte.

Nachdem Frau Dr. Buxmeyer noch zwei Linien entlang meiner Pofalten gezeichnet hatte, wurden meine Beine inklusive der Markierungen noch einmal fotografiert. Der letzte Schritt, bevor es losging!

Frau Dr. Buxmeyer: Liposuktion – Vorbereitung

Die Markierungen, die ich vorab auf der Haut der Patientin vornehme, liefern mir während der Liposuktion wichtige Informationen. Ich zeichne die äußeren Grenzen der zu behandelnden Areale ein, also die Zonen, wo ich am meisten absauge, aber auch Einsenkungen, die ich nicht oder nicht stark absaugen möchte. Durch die Unterspritzung mit der Betäubungslösung verschwinden Dellen, die ich dann später bei der Behandlung nicht mehr sehen kann – das Hautbild wird ebener beziehungsweise das Gewebe optimal stabilisiert. Aus diesem Grund sind die Markierungen extrem wichtig. Wenn ich mit dem Einzeichnen der Zonen fertig bin, sieht das dann immer ein bisschen aus wie eine Wetterkarte mit Hochs und Tiefs.

Während die letzten Fotos von meinen Schenkeln gemacht wurden, bereiteten die Schwestern im Hintergrund die Tumeszenzlösung vor, die gleich in meine Beine gepumpt werden würde. Damit ging der nächste Horror für mich los. Lauter Kanülen, angeschlossen an Schläuche, die wiederum mit einer Maschine verbunden waren, sollten gleich in meine Beine gesteckt werden. Meine Nadelphobie brachte mich in höchste Alarmbereitschaft. Damit ich nichts von der Tortur mitbekam, versetzte mich der Anästhesist in einen Dämmerschlaf – eine willkommene Erlösung! Glücklicherweise spürte ich dadurch keinen einzigen Einstich mehr, denn für einige Minuten war ich erst mal weg vom Fenster.

Frau Dr. Buxmeyer: Liposuktion – die Tumeszenz-Lokalanästhesie

Bei der Tumeszenz-Lokalanästhesie (tumescere, lat.: aufblasen) werden große Mengen einer verdünnten Lokalanästhesie-Lösung ins Unterhautfettgewebe gespritzt. Der Lösung wird ein wenig Cortison beigemischt, um die entzündliche Reaktion des Gewebes und nachfolgende Schmerzen zu unterdrücken und die postoperative Schwellung deutlich zu vermindern. Außerdem enthält die Lösung Epinephrin (Adrenalin), das die Blutgefäße verengt, und Bicarbonat, welches ein schmerzfreies Infiltrieren der Lösung ermöglicht. Bicarbonat ist eine basische Lösung, die die Säure des Betäubungsmittels abpuffert, damit die Betäubung nicht so stark brennt. Nach dem Spritzen der Lösung wird die Haut weiß, weil die Gefäße sich durch das enthaltene Adrenalin verengen. Das bedeutet: weniger Blutergüsse und weniger Verletzungen von Gefäßen. Die unterspritzten Hautareale werden nach und nach taub. Es ist besser, wenn die Patientin nicht stark sediert ist, damit sie während der Operation die Lageposition wechseln kann. Sowohl das Ausmaß der Blutung während als auch die Schwellung nach der Operation werden durch die Tumeszenz-Lokalanästhesie enorm vermindert.

Erst als die Schläuche wieder von mir abgezogen waren, kam mein Bewusstsein so langsam aus dem Dämmerschlaf zurück. Zuerst konnte ich gar nicht richtig ausmachen, was ich fühlte. Ich dachte im ersten Moment, ich hätte einen riesigen Medizinball zwischen meinen Schenkeln stecken. Da waren dieser enorme Druck und ein extremes Spannungsgefühl auf meiner Haut. Das kam von den achteinhalb Litern Flüssigkeit, die jetzt in meinem Gewebe einlagerten – die Lösung, die mir gespritzt worden war. Der Eingriff war nämlich noch lange nicht vorbei, sondern die Lösung musste erst mal eine Weile einwirken.

Da lag ich nun also auf meinem Bauch, und auf mir türmten sich eine Heizdecke und diverse Handtücher, damit ich nicht auskühlte. Während wir warteten, gab ich meiner Mutter Interviews in die Vlog-Kamera, an die ich mich später nicht mehr erinnern konnte, weil die Medikamente mir die Sinne vernebelten. Sogar eine Insta Story nahm ich noch auf. Die Zeit zog sich wie Kaugummi, und mir war durchgehend zum Heulen zumute. Mein Nervenkostüm war angeschlagen.

Nach circa vierzig Minuten sollte ich dann noch mal auf die Toilette gehen, bevor der eigentliche Eingriff losging. *Aufstehen? So? Mit dem ganzen Zeug in den Beinen?* Nur mithilfe der Schwestern schaffte ich es, mich an die Kante der Liege zu setzen und schließlich zum Badezimmer zu laufen. Dabei fühlte ich mich wie eine Kreuzung aus dem Michelin-Männchen und einer Krabbe, denn ich konnte nur seitlich laufen und wankte beim Gehen von rechts nach links. An den Stellen, an denen mir die Flüssigkeit in die Beine gespritzt worden war, war die Haut von der Spannung richtig weiß geworden, und den String auf dem Klo über meine prallen Schenkel zu bekommen, war beinahe unmöglich.

Nachdem ich den Toilettengang of Shame hinter mich gebracht hatte, wurde ich noch mal komplett desinfiziert. Dazu blieb ich neben der Liege stehen, und eine Schwester sprühte meine Beine ein. Von jetzt an wurde penibel darauf geachtet, dass meine Hände nicht mehr auch nur ansatzweise in die Nähe meiner Beine kamen. Die Schwestern halfen mir schließlich wieder dabei, mich auf die Liege zu legen, und der Anästhesist sorgte dafür, dass ich noch mal ins Land der Träume reiste. Ein besonders friedvoller Zustand war das jedoch nicht – ich fühlte mich eher wie in einem Albtraum, ohne dass ich dabei wirklich schlief. Es war ein komisches Zwischending aus halb wach und halb dösend. Beim Dämmerschlaf ist man nämlich nicht komplett ausgeschaltet wie bei einer Vollnarkose, denn für die Operation ist es wichtig, dass man ansprechbar ist und »mithelfen« kann, um beispielsweise ein Bein aufzustellen, sich auf die Seite zu legen oder gar aufzustehen. Ich nahm daher die ganze Zeit über die Geräusche der Kanüle wahr, die summte wie ein Elektrorasierer. Das Teil war ungefähr so lang wie mein Unterarmknochen und hatte einen Durchmesser von circa vier Millimetern. Puh, echt unschön, selbst im Dämmerschlaf! Die ganze OP hindurch spürte ich das Rütteln und Wackeln meiner Beine beziehungsweise meines ganzen Körpers, wenn Frau Dr. Buxmeyer die Absaugkanüle unter meiner Haut hin- und herbewegte.

Immer wenn die Ärztin mich aufforderte, mich auf der schmalen Behandlungsliege zur Seite zu drehen, kam es mir so vor, als würde ich gleich von der Liege fallen.

»Ich falle, Leute!«, wimmerte ich immer wieder benommen vor mich hin.

Die Schwestern versuchten, mich zu beruhigen. »Keine Sorge, wir halten dich!« Da meine Beine taub von der Betäubung waren, spürte ich ihre Hände jedoch nicht auf meiner Haut.

»Wirklich, ich falle!«, wiederholte ich deshalb immer wieder. Sie musste doch merken, dass ich gleich von der Liege kippte!

Frau Dr. Buxmeyer: Liposuktion – Vorgehensweise und Wissenswertes

Für die Fettabsaugung in Tumeszenz-Lokalanästhesie lege ich nach der Betäubung drei bis fünf Millimeter lange Hautschnitte an, durch die ich eine lange, stumpfe Kanüle in das Unterhautfettgewebe einführe. Mit nur wenigen kleinen Hautschnitten kann so reichlich Fettgewebe dauerhaft entfernt werden. Einmal abgesaugte Fettzellen werden vom Körper nicht neu gebildet.

Darüber hinaus besteht bei dieser Methode der Fettabsaugung kaum eine Gefahr der Verletzung von Nerven oder größeren Blutgefäßen. Aber natürlich gibt es wie bei jedem operativen Eingriff auch bei der Liposuktion Risiken, Nebenwirkungen und Komplikationen. Zum Beispiel kann es zu Schwellungen, Blutergüssen und vorübergehenden Taubheitsgefühlen der Haut kommen. Feine Hautunregelmäßigkeiten können ebenfalls gelegentlich auftreten, sie werden durch die Tumeszenz-Technik jedoch minimal gehalten. Schwere Komplikationen wie Blutungen, Thrombosen, Lungenembolien, Infektionen des betroffenen Hautareals, dauerhafte Gewebeverhärtungen, Hautverfärbungen, Fettembolien, allergische Reaktionen oder auch ausgeprägte Dellenbildung sind jedoch äußerst selten. In unserer Klinik liegt das Risiko für solche schweren Folgen bei unter 0,1 Prozent.

Während des Eingriffs schaute ich absichtlich nicht nach unten auf meine Beine, denn beim Anblick der Riesenkanüle, die sich zwei Stunden lang immer wieder in mein Fleisch bohrte, hätte ich wahrscheinlich einen Herzinfarkt bekommen. Das war ja alles so schon schlimm genug! Bis wir um exakt zwölf Uhr fertig waren, war ich wirklich am Ende meiner Kräfte und Nerven. Die Anspannung, die Angst und das ständige Weinen über vier Stunden hinweg hatten mich zermürbt. Ich war heilfroh, als die Schwestern mir endlich die Verbände anlegten. Es war vorbei!

Wichtig zu erwähnen ist übrigens, dass bei einer Liposuktion die Einschnittstellen nicht genäht, sondern mit Klammerpflastern verschlossen werden, damit die restliche Tumeszenzlösung im Lauf der folgenden Tage noch abfließen kann. Zwar werden während des Eingriffes schon große Anteile dieser Lösung wieder aus dem Gewebe abgesaugt, aber es bleibt trotzdem noch ein beträchtlicher Rest an Flüssigkeit in den Beinen zurück, der nun nach und nach aus den Einschnittstellen herausläuft. Aus diesem Grund wickelten die Schwestern auch mehrere Schichten eines saugfähigen Stoffes um meine Beine. Diese Tücher funktionieren wie Einweg-Wickelauflagen für Babys. Eine Seite ist weich und nimmt Flüssigkeit auf, die andere Seite ist wasserdicht und lässt die Flüssigkeit nicht nach außen dringen. Über diesen Verband kam dann schließlich die Kompressionshose der Klinik, damit alles gut saß und das Gewebe komprimiert wurde.

Erst kurz bevor ich den OP verließ, war ich wieder so weit bei Bewusstsein, dass ich mich noch mal genau in dem Raum umsehen konnte. Dabei fiel mein Blick auf die Behälter mit all dem Zeug drin, das die Ärztin gerade aus mir herausgesaugt hatte. Ein rosarotes Gemisch aus Flüssigkeit und Blut hatte sich am Boden der drei Zweieinhalb-Liter-Gefäße abgesetzt – der Rest war Fett, das oben schwamm. Ein Bild davon findet ihr, ebenso wie viele andere Eindrücke dieses Tages, in meinem Video »Meine 1. Lipödem Operation« auf YouTube.

Wenig später humpelte ich, eingepackt in meine Wickel, endlich aus dem OP. Auf jeder Seite stützte mich eine Schwester. Meine Mutter trug meine Sachen, und auf dem Weg zum Zimmer sammelten wir auch Saadet wieder ein. Obwohl ich die letzten vier Stunden lang immer wieder leise gewimmert hatte, musste ich jetzt lachen, als ich meine Freundin sah. Ihr Blick checkte meine Gemütslage ganz genau ab, und als ich mir selbst das Lachen nicht mehr verkneifen konnte, weil ich angewatschelt kam wie ein riesiger Krautwickel, wich die Sorge in ihrem Gesicht der Erleichterung.

»Soll ich dir helfen, oder darf ich dich weiter auslachen?«, fragte Saadet und hielt schön die Kamera drauf, als ich mit meinen dick verbundenen Beinen umständlich die Etagen im Treppenhaus der alten Gründerzeitvilla hochstieg. Wie lautet dieser Spruch noch mal? »Wahre Freunde helfen dir immer – gleich nachdem sie mit dem Auslachen fertig sind.« Oder so ähnlich ...

Im Zimmer angekommen, fiel ich dann erst mal rückwärts aufs Bett. Gott, war ich fertig! Die Anspannung des Vormittags wich so langsam aus meinen Gliedern, aber die Hitze des Sommertags machte mir zu schaffen. Draußen hatte es 34 Grad, und die Temperaturen krochen allmählich durch das Gemäuer der Klinik. Ich schwitzte wahnsinnig unter meinen Verbandsschichten und fühlte mich schwach auf den Beinen. Meine Mutter checkte noch mal meine Vitalwerte. An meinen geweiteten Pupillen erkannte sie, dass die Medikamente noch nicht gänzlich aus meinem Körper verschwunden waren. Aber da war auch noch ein anderes Gefühl: Hunger! Ich glaube, in meinem ganzen Leben hat noch nie eine Karotten-Kokos-Suppe so gut geschmeckt!

Am liebsten wäre ich nach dem Lunch in ein After-OP-Fresskoma gefallen, aber da stand auch schon der erste Verbandswechsel an. Am Anfang läuft nämlich so unfassbar viel Flüssigkeit aus den Beinen, dass die Wickel circa alle zwei Stunden erneuert werden müssen. Und damit die Flüssigkeit auch gut aus dem Körper abtransportiert werden kann, heißt es außerdem: viel trinken (drei Liter pro Tag) und bewegen! Da hatte ich ja ordentlich zu tun …

Frau Dr. Buxmeyer:
Liposuktion – postoperative Maßnahmen

Aufgrund der örtlichen Betäubung bleiben die betroffenen Hautareale nach der Liposuktion noch wenige Tage lang taub. Wenn die Wirkung der Lokalanästhesie nachlässt, können leichte Schmerzen oder Missempfindungen auftreten, die im Bedarfsfall mit Paracetamol oder Ibuprofen gemindert werden können. Wegen der Gefahr von Nachblutungen sollten nach der Operation kein Aspirin oder Schmerzkombinationspräparate mit Acetylsalicylsäure eingenommen werden. Patientinnen mit großflächigen Absaugungen übernachten zum Zweck der medizinischen Kontrolle in der Regel für eine Nacht bei uns. Für die Patientinnen, die nicht bei uns bleiben, ist es notwendig, nach der Operation von einer Begleitperson abgeholt zu werden, da selbstständiges Autofahren nach dem Eingriff nicht erlaubt ist.

Auch wenn wir unseren Patientinnen empfehlen, sich zu schonen und starke Belastung zu vermeiden, ist Bewegung nach der Liposuktion sehr wichtig, da die Tumeszenzlösung so besser ablaufen kann. Wir raten, mehrere kleine Spaziergänge am Tag zu machen. Viel trinken ist ebenso von Bedeutung. Am besten eignen sich Mineralwasser oder Kräutertee.

Duschen am nächsten Tag (mit den Pflastern) ist erlaubt. Nach vier bis fünf Tagen können die Pflaster dann selbstständig entfernt werden.

In der ersten Woche nach der Liposuktion sollte die Kompressionshose Tag und Nacht getragen werden. Danach ist es ratsam und angenehm, die Hose drei Wochen lang zumindest tagsüber zu tragen. Sie hat den Zweck, das Unterhautfettgewebe zusammenzudrücken, damit sich in den schmalen Tunneln, die bei der Fettabsaugung entstehen, keine Flüssigkeit ansammelt.

Nach einer Woche können die abgesaugten Stellen mit der flachen Hand leicht massiert werden. Außerdem empfehlen wir die Anwendung manueller Lymphdrainagen ab dem vierten oder fünften Tag nach der Operation, und zwar zwei- bis dreimal pro Woche über einen Zeitraum von zwei bis drei Wochen hinweg.

Nach jedem Verbandswechsel ging es für mich und Saadet also raus in die Parkanlage zu einem kleinen Spaziergang. Ich war echt erstaunt, dass das Laufen kein bisschen wehtat, sondern einfach nur mühsam war. Ehrlich gesagt hätte ich mich nach der anstrengenden Prozedur lieber zum Schlafen ins Bett gelegt, aber was sein musste, musste eben sein. Am unerträglichsten an diesem ganzen Tag war tatsächlich die wahnsinnige Hochsommerhitze. Sogar bei meiner letzten Runde am Abend, zum Sonnenuntergang, war es noch total warm. Kräftemäßig war ich da schon echt am Limit. Der ganze Tag war superanstrengend gewesen, und ich war froh, dass ich zum Schlafen nach Hause gehen durfte und nicht im Krankenhaus bleiben musste – dieser »Luxus« war mir allerdings nur vergönnt, weil ich in Gestalt meiner Mutter ja praktisch meine persönliche Krankenschwester hatte.

Und die brachte mich jetzt nach Hause in mein Bett – das ich übrigens komplett in aufgeschnittene blaue Säcke eingekleidet hatte, damit ich mir nicht die Laken und die Matratze einsaute. Vorm Schlafengehen wechselte mir meine Mutter noch mal die Verbände für die Nacht. Von der Serie, die ich mir danach zum Einschlafen einschaltete, bekam ich nicht mehr viel mit, denn vor lauter Erschöpfung fielen mir schon bald die Augen zu ...

Stephie (@myra_snoflinga), 33 Jahre, Betroffene:
»Ich hatte insgesamt drei Operationen: Unterschenkel, Oberschenkel und als Letztes die Arme. Bei der ersten Operation war ich sehr aufgeregt und natürlich auch voller Hoffnung. Ich wusste nicht wirklich, was auf mich zukommen würde, da es damals online nur wenige Erfahrungsberichte gab.

Nach jeder OP schonte ich mich und achtete auf meinen Kreislauf sowie meinen Eisenwert. Insgesamt verlief der Heilungsprozess bei mir immer sehr schnell und gut, sodass ich spätestens nach dem Fädenziehen wieder zum Schwimmen gehen konnte. Ich würde sagen, dass ich ungefähr ab Tag zehn nach den Operationen wieder sehr mobil war, trotz der Tatsache, dass der Schwellungshöhepunkt circa vierzehn Tage nach der OP eintritt. Von da an konnte ich den Heilungsprozess jeden Tag sehen und spüren. Das ist aber individuell und bei jedem unterschiedlich.

Meine Schmerzen durch das Lipödem habe ich immer als sehr stark empfunden. Ich würde den Schmerz als dumpf und drückend beschreiben, manchmal auch pochend heiß und dann wieder kalt. Meine Haut hat sich oft angefühlt, als würde sie gleich platzen. Jede Berührung tat weh und hat blaue Flecke hervorgerufen. Dazu kam eine unglaubliche Schwere. Es war wahnsinnig anstrengend für mich, die Beine und Arme hochzuheben, und so hatte ich direkt nach der Operation das Gefühl, da fehlt was – also im positiven Sinne. Die typischen Lipödemschmerzen, die für mich jahrelang Alltag waren, waren einfach weg und meine Beine so viel leichter. Speziell nach meiner ersten Operation hatte ich das Gefühl, schon wenige Wochen nach dem Eingriff über den Asphalt zu schweben.

Grundsätzlich ist die Liposuktion – unabhängig davon, welche Körperstelle behandelt wird – jedes Mal dieselbe Operation, aber natürlich ist man unmittelbar danach auf eine andere Art und Weise eingeschränkt. Wenn man an den Armen operiert wird, werden alltägliche Tätigkeiten wohl noch etwas erschwert – essen, trinken und auch schlafen waren durch die Verbände sehr umständlich. Trotzdem habe ich die Heilung an den Armen bei mir als deutlich schneller empfunden als an den Beinen, und ich konnte auch direkt nach der Operation schon ohne Hilfe ein Brötchen essen.

Vor der OP war es für mich gar nicht mehr möglich gewesen, meine Arme lange nach oben in die Luft zu halten – Tätigkeiten wie Haareföhnen waren unglaublich anstrengend. Durch die Liposuktion wurden solche alltäglichen Dinge für mich erst wieder ohne Einschränkungen möglich. Überhaupt war jeder Handgriff, jeder Schritt zuvor kräfteraubend gewesen, weil man mit jeder Berührung, mit jedem Mal Auftreten an die Krankheit erinnert wurde. Selbst das Sitzen tat weh. Die Operationen brachten mir also insgesamt eine riesige Erleichterung und steigerten meine Lebensqualität enorm.

Ich habe jede Operation als eine Art Transformation zurück zu meinem eigentlichen Ich wahrgenommen. Insgesamt hatte ich eine sehr positive Sicht auf die Eingriffe, und ich denke, diese Einstellung war sehr wichtig für meinen gesamten Verlauf.

Wenn ich meine Lipödemschmerzen vor der OP auf einer Skala von eins bis zehn beschreiben müsste, wobei zehn die höchste Stufe ist, hätte ich sie mit einer Neun bewertet. Im Vergleich dazu würde ich die postoperativen Schmerzen zwischen fünf und sechs anordnen.«

Mit dem Kati-Express durch den Heilungsprozess

Warum Ungeduld nach der OP kontraproduktiv ist

August/September 2019

Am Morgen nach der OP war ich gerädert. In der Nacht hatte ich mehrmals aufstehen und zur Toilette gehen müssen, weil die Flüssigkeit mitunter auch über die Blase aus dem Körper transportiert wird. Mit den eingewickelten Beinen auf der Keramikschüssel Platz zu nehmen, war sehr beschwerlich gewesen. Zum Glück hatte sich meine Mutter bereits für halb acht zum Verbandswechsel angekündigt und mich darum gebeten, mich vorab zu duschen, um die Wunden zu säubern und einer Infektion vorzubeugen. Über Nacht hatten sich die Verbände dermaßen vollgesaugt, dass es eine Herausforderung war, damit überhaupt aus dem Bett zu kommen. Glücklicherweise ist mein Bad direkt neben meinem Schlafzimmer, und so humpelte ich früh am Morgen die paar Meter nach nebenan. Dabei machte ich geistig eine Notiz fürs nächste Mal: Handtücher auf dem Boden auslegen, weil die Wunden auf dem Weg ins Bad auslaufen!

In der Duschkabine entfernte ich die durchtränkten Tücher und Kompressen. Die Pflaster klebten längst nicht mehr auf den Einstichstellen, so nass, wie meine Beine waren. Aus den Wunden lief die Tumeszenzlösung immer noch regelrecht von selbst heraus. Teilweise war das hellrote Gemisch aus Flüssigkeit und Blut an meiner Haut angetrocknet, sodass ich es sorgfältig mit warmem Wasser entfernen musste. Nachdem ich das erledigt hatte, warf ich mir meinen Bademantel über und wartete in der Dusche stehend auf meine Mutter, die sich mit einem Schlüssel selbst hereinließ. Genau zum richtigen Zeitpunkt, wie sich herausstellte, denn plötzlich wurde mir ganz schwarz vor Augen.

»Leg dich auf den Boden!«, wies mich meine Mutter an, als sie mich blass und zittrig in der Dusche vorfand. Im Nu hatte sie meine Beine hoch gelagert.

Da hatte doch einfach so mein Kreislauf schlappgemacht! War wohl alles gerade noch ein bisschen viel ... Mit einem Glas Wasser und einem Müsliriegel, den Mama mir schließlich brachte, stabilisierte ich mich jedoch rasch wieder, und wir konnten endlich meine Beine verbinden, bevor ich noch die ganze Bude einsaute.

Aus der Klinik hatte ich eine Tasche mit Verbandsmaterial und Medikamenten mitbekommen, die wir nun benutzten. Sterile Kompressen, Pflaster, Schmerzmittel, Antibiotika, das ich zur Verhinderung einer bakteriellen Entzündung prophylaktisch einnahm, und natürlich Thrombosespritzen. Puh! Meine Nadelphobie kam mir in dieser Sache echt dauernd in die Quere. Schon wieder kann ich nur von Glück reden, dass ich meine persönliche und sehr hilfsbereite Krankenschwester namens Mama an meiner Seite hatte. Professionell, als würde sie gerade im Krankenhaus einen Patienten versorgen, packte sie erst Bein Nummer eins und dann Bein Nummer zwei ein. Dafür wurden Waden und Oberschenkel zunächst separat mit Kompressen verbunden, und abschließend kam noch mal eine große Kompresse um das ganze Bein. Als beide Beine versorgt waren, half meine Mutter mir schließlich in die Miederhose. Die Unterwäsche trägt man übrigens über dieser Kompressionsleggings (sie hat im Schritt sogar eine Aussparung für den Toilettengang). Im Bereich des Bauches und der Hüfte ist die Hose höher geschnitten und wird ähnlich wie ein Korsett verschlossen, damit das Aus- und Anziehen erleichtert wird.

Nachdem ich dann also wieder gut verbunden war (für die nächsten zwei bis drei Stunden, denn dann würde die Prozedur von vorn losgehen), stand Folgendes auf dem Programm: viel trinken und viel laufen, damit die Flüssigkeit aus den Beinen transportiert wurde. Regelmäßig holten meine Mutter oder Freunde mich ab, um mit mir im Wald eine Runde spazieren zu gehen. Dort schützten uns die Bäume ein wenig vor der Hochsommerhitze. (Spätestens jetzt wurde mir klar, warum die meisten Patientinnen diese OP vorzugsweise im Winter machen lassen.)

Ich bin ja wirklich kein Fan von Spaziergängen, aber jetzt gerade musste es einfach sein. Am Anfang brauchte es etwas Übung, mit den dick eingewickelten Beinen und der Kompressionshose richtig zu laufen, denn das ganze Zeug schränkt einen schon sehr in der Bewegung ein. Aber wenigstens hatte ich keine großen Schmerzen, und nach ungefähr drei Tagen war ich wieder so weit flexibel, dass ich mir selbst Essen machen und kleinere Einkäufe erledigen konnte. Das ging ganz am Anfang noch nicht, weil die Wunden da noch zu stark ausliefen. Doch die Abstände der Verbandswechsel wurden größer, und ganz nach dem Gesetz der Schwerkraft heilten die Wunden von oben nach unten ab, da an den Schnittstellen an den Knöcheln am längsten Flüssigkeit austrat. Auch meine blauen Flecke wanderten übrigens mit der Gravitation bis hinunter in die Füße. Eine Woche nach der OP waren sie dann sogar an meinen Zehen angekommen, passend zu meiner ersten Physiotherapie-Sitzung nach dem Eingriff. Ein Rezept für »10 × Lymphdrainage« war nämlich ebenfalls in der Kliniktasche enthalten – für eine Influencerin wie mich mal eine etwas andere Goodie Bag …

Obwohl ich bei der Lymphdrainage vor der OP gar keine Schmerzen gehabt hatte, hatte ich die Vermutung, dass es dieses Mal vielleicht etwas unangenehm werden könnte, wenn die Therapeutin mit den Händen über die Hämatome fuhr und das Gewebe rund um die frischen Wunden bearbeitete. Und so war es schließlich auch. Ich empfand die Massage tatsächlich als etwas schmerzhaft, aber gleichzeitig konnte ich erkennen, dass die Behandlungen (zweimal pro Woche) den Heilungsprozess unterstützten. Die Hämatome heilten deutlich schneller ab, als das normal der Fall gewesen wäre, was daran lag, dass sie durch die Lymphdrainage aus der Tiefe des Gewebes an die Hautoberfläche transportiert wurden.

Laut den Erfahrungswerten meiner Mutter hatte ich allerdings ohnehin erstaunlich wenig blaue Flecke. Sie siedelten sich bei mir hauptsächlich um die Einschnittstellen an, wohingegen ich von anderen Patientinnen gehört habe, dass die ganzen Beine nach dem Eingriff grün und blau waren.

Diana, 43 Jahre, Betroffene:
»Die ersten Tage nach der Operation will ich gar nicht schönreden. Die sind einfach scheiße. Ich bin eine Woche lang ›ausgelaufen‹ und sah aus, als hätte mich ein Bus überrollt. Doch nach dem Schwellhöhepunkt wurde es langsam besser. Die Nächte waren bestimmt fünf Wochen lang schlimm, denn die Nervenbahnen müssen sich wieder verbinden, und das fühlt sich an, als ob jemand mit einem Messer ins Bein sticht. Der Lipödemschmerz jedoch war nach dem Eingriff schon wesentlich weniger.«

Bereits eineinhalb Wochen nach meiner OP hatte ich Verrückte schon wieder die ersten Termine im Kalender stehen. Einige davon standen schon lange vor dem Eingriff fest, und ich dachte, ich wäre bis zu diesem Zeitpunkt schon wieder fit genug, um meinen (beruflichen) Alltag relativ normal zu gestalten. Dass ich da wohl etwas zu zuversichtlich geplant hatte, würde ich schon bald feststellen müssen ...

Zwar hatte Workaholic-Kati bereits ab dem zweiten Tag nach der Liposuktion schon wieder Videos geschnitten und Drehs vorbereitet, aber eben keine größeren Experimente außer Haus gemacht. Am ersten Tag, an dem ich keine Verbände mehr tragen musste, packte ich mich also mitsamt den letzten Pflastern unter der Kompressionswäsche in einen dunkelblauen, weit sitzenden Jumpsuit und machte mich auf nach Frankfurt zu einem Live-Auftritt des Podcasts *Herrengedeck.*[3] Das Moderatorinnen-Duo hautnah auf der Bühne zu erleben, wollten meine Freundin Jasmin und ich nicht verpassen. Doch schon während der ersten Hälfte der Show merkte ich, wie anstrengend das lange Sitzen mit herunterhängenden Beinen für mich war. Meine Schenkel fühlten sich schwer an, und ich konnte mir nicht vorstellen, wie ich es schaffen sollte, direkt im Anschluss an die Show noch zwei Stunden weiter nach Köln zu fahren. Gleich am nächsten Morgen hatte ich dort nämlich einen wichtigen Termin und mir deshalb ein Hotelzimmer in der Stadt gebucht. Ich hatte nicht damit gerechnet, erst nachts um halb drei anzukommen. Meine Beine waren dermaßen geschwollen, dass ich überhaupt keine Knöchel mehr sah. Als ich endlich im Bett meine Füße hochlegen konnte, tat das unbeschreiblich gut.

Am nächsten Morgen stiefelte ich in der Kompressionsleggings zum Businesslunch. Wieder stundenlanges Sitzen mit abgeknickten Beinen und im Anschluss noch zwei Stunden auf der Autobahn! Während die Schmerzen immer größer wurden, zog sich der Tag wie Kaugummi, und ich fragte mich, was ich mir eigentlich dabei gedacht hatte, so kurz nach der Operation Termine wahrzunehmen ...

---

3 *Herrengedeck* war ein deutschsprachiger Podcast, der von Laura Larsson und Ariana Baborie moderiert wurde.

Als ich am späten Nachmittag aus Köln zurückkam, brannten meine Beine so dermaßen, dass ich sogar eine Schmerztablette nehmen musste. Sie waren noch schlimmer angeschwollen als am Abend davor, und die Haut spannte so übertrieben, dass sie ganz trocken und rissig war. Für die nächsten zwei Tage lagerte ich meine Beine so oft es ging hoch und kühlte sie.

Von Frau Dr. Buxmeyer wusste ich, dass die Schwellung circa zehn bis zwölf Tage nach der Liposuktion noch mal zunehmen konnte, aber ich denke, in meinem Fall habe ich es noch schlimmer gemacht, weil ich mir keine Ruhe gönnte.

Nachdem ich über Tag zwölf hinaus war, wurde es zum Glück langsam besser. Die blauen Flecke waren nur noch hellgelb, und bald durfte ich die ersten Pflaster an den Oberschenkeln entfernen, wo die Wunden bereits verheilt waren. Übrigens: In der späteren Heilungsphase, wo man keine Verbände mehr tragen muss, werden die Wunden mit speziellen Pflastern versorgt – sogenannten Wundverschlussstreifen oder auch Wundnahtstreifen aus Vliesstoff –, die kleinere chirurgische Wunden verschließen und quasi das Nähen der Wunde ersetzen. Sie tragen zur Zugentlastung der Wundränder und zur Stabilisierung frischer Narben bei.

Meine Oberschenkelinnenseiten waren zu diesem Punkt schon deutlich abgeschwollen, wenn auch noch lange nicht das Endergebnis der OP sichtbar war. Vor der Liposuktion hatten sich die Innenseiten der Oberschenkel bis kurz übers Knie berührt, jetzt stießen sie nur noch ganz oben am Beinansatz aneinander. Apropos Knie: Die waren leider noch so geschwollen, dass ich sie nicht beugen konnte, und auch um meine Knöchel herum sammelte sich dank der Erdanziehungskraft nach wie vor die meiste Flüssigkeit. Zudem waren der Bereich um die Knöchel wie auch alle anderen operierten Stellen, beispielsweise die Oberschenkelinnenseiten, weiterhin ziemlich taub. Auf der Haut spürte ich überhaupt keine Berührung, und das machte mich unruhig, obwohl ich ja von Frau Dr. Buxmeyer wusste, dass es Monate dauern konnte, bis die Nerven sich von dem Eingriff erholt hatten. Aber ungeduldig, wie ich nun mal bin, hatte ich die Heilungszeit komplett unterschätzt. Wie bereits erwähnt, hatte ich für die Phase nach der OP ja gerade mal vier Wochen eingeplant, weil dann schon mein Praktikum vor der Tür stand.

Dass das viel zu knapp kalkuliert war, daran erinnerte mich auch noch mal Frau Dr. Buxmeyer bei meinem Nachsorgetermin.

»Das ist noch ganz schön geschwollen!«, war ihre erste Reaktion, als ich ausgezogen bis auf die Unterhose vor ihr stand. »Aber deine OP ist ja auch erst drei Wochen her! Und man darf nicht vergessen, dass du hier eine sehr große Wundfläche hast!« Ihre Hände deuteten über die gesamte Länge meiner Beininnenseiten. Sie tastete mein Gewebe im Knöchelbereich ab und stellte fest: »Hier ist auch alles noch ziemlich verhärtet.«

»Hier auch!«, ergänzte ich und zeigte ihr ein großes Areal an meinen Oberschenkeln, wo das Gewebe so hart und knotig war, dass es sich bei der Physiotherapie immer anfühlte, als würde die Therapeutin eine Platte unter meiner Haut hin- und herschieben.

»Das ist ganz normal«, beruhigte mich Frau Dr. Buxmeyer. »Diese Verklebungen können bis zu einem halben Jahr bestehen bleiben. Aber das wird alles wieder weich. Dafür ist jetzt auch die Lymphdrainage sehr wichtig.« Erneut zeigte sie auf den Bereich an meinen Knöcheln und sagte: »Du kannst auch selbst hier unten etwas massieren, mit Heparin oder Voltaren. Wundheilung ist ein langwieriger Prozess. Aber das Schlimmste hast du hinter dir. Und in den nächsten Wochen und Monaten passiert noch ganz viel. Deine Beine werden noch deutlich schlanker werden.«

Aus jedem von Frau Dr. Buxmeyers Sätzen hörte ich die ungesagten Worte heraus: »Gib dir Zeit!« Und dabei war Zeit ja genau das, wovon ich gefühlt nie genug hatte! Allein die halbe Stunde Lymphdrainage zweimal die Woche war für mich schon eine Verpflichtung, die mir im Arbeitsalltag Umstände bereitete. Ich hatte einfach viel zu viel um die Ohren. Gerade bereitete ich, so gut es eben ging, meine Herbstvideoreihe »Fall in Love« vor, bevor bald mein Praktikum losgehen würde. Und als ich dann eine Woche später mitten im Praktikumsstress steckte, wurde alles noch enger. Jeden Tag verbrachte ich drei Stunden damit, zwischen meiner Wohnung und funk in Mainz hin- und herzupendeln, wo ich einen Fulltime-Job machte – wie immer neben meinem Vollzeitjob als Content Creatorin. Das bedeutete: Von sieben Uhr morgens bis acht Uhr abends war ich fürs Praxissemester auf den Beinen, am Abend und in der Nacht kümmerte ich mich um meinen Vlog, den ich mit zwei Videos pro Woche speiste, und parallel dazu entwickelte ich meine Haarmarke Haarliebe und shootete meine Modekollektion in Den Haag, wofür ich sogar noch meine wenigen Urlaubstage auf den Kopf haute. Mich schonen? Das sah definitiv anders aus, als in Stiefeletten durch eine Großstadt zu rennen, bis meine Waden nicht mehr in meine Schuhe passten!

Für mich war es normal, dass ich jeden Tag an meine Grenzen und noch darüber hinaus ging. Und da wunderte ich mich noch, warum meine Beine immer so schmerzten?!

Dass ich mich maßlos übernahm, war mir zu dem Zeitpunkt gar nicht so bewusst. Wann immer ich morgens und abends zum Zug rannte, spürte ich, dass mein Gewebe und meine Haut noch längst nicht wieder an »Ort und Stelle« saßen. Ich ertastete auch immer wieder Knötchen unter der Haut, von denen ich nicht wusste, ob sie Narbengewebe oder Reste des Lipödems waren. Jeden Tag die Kompressionshose unter meinen Klamotten zu tragen, war zudem auch nicht gerade die perfekte Lösung. Der goldene Herbst kam mit warmen Temperaturen um die Ecke, und mal wieder wurde mir das Thema Hitze zum Verhängnis. Nicht mal zur Physiotherapie schaffte ich es zeitlich. Bis ich Feierabend hatte, hatten sämtliche Praxen bereits geschlossen. An jedem einzelnen Abend, an dem ich nach Hause kam, musste ich erst mal meine Beine hochlegen, weil sie schmerzten und wieder deutlich mehr angeschwollen waren. Manchmal hatte ich sogar den Eindruck, sie seien dicker als noch vor dem Eingriff.

Zu dieser Zeit hatte ich viel Kontakt zu Stephie (@myra_snöflinga), und sie gab mir einen guten Tipp:

»Sieh dir am besten immer wieder Fotos von früher an, denn dein Erinnerungsvermögen trügt dich, und die aktuellen Schwellungen kommen dir wahrscheinlich extrem vor!«

Stephi rettete mir auch das Leben mit ihrer Hosenmanschette von Venen Engel, die sie mir als Alternative zur manuellen Lymphdrainage bei der Physiotherapeutin auslieh. Ihr erinnert euch vielleicht, dass ich weiter vorn im Buch bereits diese »Luftkissen-Hose« beschrieben habe, die per Druckwelle die Beine massiert und damit den Effekt einer Lymphdrainage erzielt. Ich muss sagen, nach den langen Tagen bei meinem Praktikum war das abends eine Wohltat! Außerdem verwendete ich die Hose auch zur Vorbereitung für meine zweite OP. Denn die Liposuktion an den Außenseiten der Oberschenkel, der Hüfte und am Hintern stand direkt im Anschluss an mein Praktikum an – damit hielt ich praktisch genau den

Mindestabstand zwischen den Eingriffen ein. Frau Dr. Buxmeyer hatte mir nämlich angeraten, mindestens drei Monate Pause zwischen den OPs zu lassen.

Körperlich wie auch emotional waren diese Monate die anstrengendsten, die ich je erlebt habe. Gefühlt stand ich kurz vorm Burnout. Denn neben dem massiven Workload und den kurzen Nächten kam auch privat noch eine Gefühlsachterbahn hinzu. Auf der einen Seite bekamen wir Familienzuwachs, denn Neffe Nummer fünf kam auf die Welt. Dafür verabschiedete sich aber ein anderer geliebter Mensch von uns: Mein lieber Opa verstarb.

Spätestens da hätte ich mich wohl definitiv mal rausziehen müssen aus dem ganzen Strudel, das war mir klar, dennoch tat ich es nicht. Sogar aus meiner Community bekam ich immer wieder gut gemeinte Ermahnungen, mal einen Gang zurückzuschalten: »Was du alles machst, Kati! Ich habe nach meiner OP ein paar Wochen fast nur gelegen. Du solltest dich mehr schonen!«, schrieb mir beispielsweise eine Zuschauerin unter eines meiner Videos.

Doch ich war wieder mal taub für Ratschläge, und der Unruhegeist in mir orientierte sich hauptsächlich an den Stimmen, die das genaue Gegenteil von Ruhe und einem langen Heilungsprozess vermeldeten. In der Flut aus Erfahrungsberichten las ich nämlich auch immer wieder Aussagen wie: »Ich bin quasi vom OP-Tisch gesprungen und habe schon Ergebnisse gesehen!«

Und was sah ich? Auch nach Monaten noch immer Schwellungen!

Der Heilungsprozess meiner Beine ging nur schleppend voran. Das war sehr frustrierend. Ich wartete und wartete auf meinen Magic Moment, aber er kam nicht!

Rückblickend mache ich mich ein Stück weit selbst dafür verantwortlich. Ich mutete mir einfach viel zu viel zu und gönnte mir überhaupt keine Ruhe. Sicher verzögerte das den Heilungsprozess, und so kam mein Magic Moment erst sehr viel später. Nämlich nach der Heilungsphase meiner zweiten Operation, als ich wieder anfing, Sport zu treiben, und meine Ernährung langfristig umstellte. Aber bis dahin würde es noch eine ganze Weile dauern …

Silvi Carlsson (@silvicarlsson), 29 Jahre, Betroffene:
»Bisher hatte ich zwei Operationen. Die erste war ganz schlimm für mich. Ich würde sogar sagen, diese Zeit war die schlimmste in meinem Leben. Bis ich den Eingriff tatsächlich machen ließ, hatte ich den Termin dreimal verschoben. Offiziell kamen mir dabei Corona und der Lockdown in die Quere, aber in mir drin gab es eigentlich noch einen ganz anderen, schwerwiegenden Grund. Zu einem Arzt zu gehen und zu sagen: ›Machen Sie mir die „kranken Fettzellen" weg!‹, war für mich sehr schwierig. Das mag in den Ohren der meisten völlig verrückt klingen, aber bei mir war es so. Mein ganzes Leben lang kannte ich mich ja nur mit diesen ›Stampfern‹, wie Mama immer sagte. Meine ›Büffelhüfte‹ war auf Social Media zu meinem Markenzeichen geworden, und auch mit den Schmerzen lebte ich seit der Pubertät, also über zehn Jahre lang. Erst als diese Schmerzen irgendwann unerträglich wurden, blieb mir keine andere Lösung als die OP.

Die Zeit nach der Liposuktion war dann besonders hart. Weil ich mit dieser Veränderung lange nicht klarkam. Zwar sah man den Unterschied wegen der Schwellung nicht sofort, aber immer wieder kamen ungefragte Kommentare von außen: ›Man sieht es ja gar nicht!‹ Oder: ›Ist ja gar kein Unterschied da!‹ Und später dann: ›Sieht toll aus, war vorher aber auch in Ordnung!‹ Jeder hatte wieder eine Meinung zu meinem Körper. Bei uns Frauen hat ja ohnehin immer jeder etwas darüber zu sagen, wie wir aussehen oder auszusehen haben. Das kann einen ganz schön fertigmachen.

Mit der zweiten OP ging es mir dann viel besser. Da bin ich aber auch mit einem ganz anderen Mindset reingegangen. Ich freute mich einfach total darauf, dass dann endlich die Schmerzen weg sein würden.

Das Schmerzlevel im Zusammenhang mit der Operation würde ich für mich persönlich übrigens so beschreiben, dass es zu ertragen ist, wenn man vorher jahrelang schlimme Lipödemschmerzen hatte. Und das war bei mir der Fall.«

Glow Up von innen und außen

Wie mein Körper und meine Seele endlich heilen konnten

2020

Neues Jahr, neues Glück. Der Gedanke kam mir vor wie ein Déjàvu. Wie viele Diäten hatte ich zum Beginn eines neuen Jahres schon gestartet? Und wie viele davon nach kurzer Zeit wieder abgebrochen? Doch dieses Mal war etwas anders: Es war Januar 2020 – neben mir erstrahlte noch der Weihnachtsbaum in voller Pracht –, als ich vorm Spiegel stand und mich von oben bis unten betrachtete. Meine zweite OP war heute auf den Tag genau vier Wochen her.

Dieses Mal waren die Außenseiten der Oberschenkel, der Po und die Rückseite der Taille dran gewesen. Ehrlich gesagt erinnerte ich mich im Vergleich zur ersten Liposuktion, bei der ich die meiste Zeit doch irgendwie ansprechbar gewesen war, nur an wenige Details von dem Eingriff. Bilder von mir, wie ich auf dem Bauch lag, eingehüllt in Decken und Handtücher, während die Flüssigkeit in meine Oberschenkel, den Hintern und den unteren Rücken gepumpt wurde, kenne ich hauptsächlich aus dem Videomaterial, das meine Mutter wieder für meinen Vlog mitgefilmt hatte. Ich weiß allerdings noch, dass ich mir wie ein Wal vorkam, der bäuchlings auf einer Pritsche lag und »am Rücken« bearbeitet wurde. Das Fettabsaugen im hinteren Taillenbereich hatte sich stellenweise richtig schmerzhaft angefühlt. Da dieses Mal die Zonen zwischen Knie und Oberkörper abgesaugt worden waren, trug ich in den Wochen nach der Operation nicht die gleichen Kompressionshosen wie beim letzten Mal, sondern eher eine Art Ganzkörper-Mieder über den Verbänden, das auch den Bereich um meinen Hintern und die Taille stützte. Man kann sich das wie eine Art enge Latzhose vorstellen. Es waren Träger dran und sogar Ösen wie bei einem Korsett, um das Kompressionsmieder zu verschließen. Heute, vier Wochen nach der OP, war es dann endlich so weit, und ich durfte das Teil ausziehen, das ich die ganze Weihnachtszeit über unter meinen Festtagsoutfits getragen hatte.

Zwar wusste ich aus Erfahrung, dass die Abheilungsphase noch einige Monate lang dauern und eine Achterbahnfahrt aus besseren und schlechteren Tagen sein würde, trotzdem traf ich in diesem Moment vor dem Spiegel einen wichtigen Entschluss. Ich dachte mir: *So, nun ist die zweite Operation vorbei, die schlimmsten Wochen nach dem Eingriff sind überstanden, und ab jetzt kann es nicht so weitergehen wie vorher!* Sprich: Ich durfte in puncto Ernährung nicht weiterhin vom einen Extrem ins andere rutschen. Denn genau so hatte ich ja bisher mein Leben gelebt. Entweder ich machte irgendwelche radikalen Diäten, bei denen ich tage- oder gar wochenlang hungerte, oder ich verfiel in Resignationsphasen und aß dann über Monate hinweg alles, worauf ich Lust hatte. Und jetzt, da ihr meine Essgewohnheiten besser kennt, wisst ihr auch, was das bedeutet: Nutellatoast zum Frühstück, gern auch mal vier Stück hintereinander, Nudeln, Pizza – eben alles, was überwiegend deftig ist und schön satt macht. Aber all das ist in dieser Häufigkeit eben auch schlecht für mein Lipödem und damit für meine Gesundheit. Dieses Wissen konnte ich ab jetzt nicht weiter ignorieren, denn ganz deutlich hatte sich die Warnung von Frau Dr. Buxmeyer in mein Gedächtnis eingebrannt:

»Ich begleite seit vielen, vielen Jahren Lipödem-Patientinnen, und es gibt Frauen, die wirklich zuverlässig ihre Ernährung umgestellt und Sport beziehungsweise regelmäßige Bewegung in ihren Alltag integriert haben. Damit erzielen sie gute Ergebnisse und können die Resultate der Operation langfristig halten. Ich kenne aber auch das Gegenteil davon. Frauen, die meinen Rat nicht ernst nehmen, wenn ich sage: ›Die OP allein ist nicht das Allheilmittel! Sie ist der erste Schritt in Richtung von mehr Beweglichkeit und Beschwerdeerleichterung, aber auf lange Sicht müssen die Patientinnen mithelfen.‹ Doch manche Menschen schaffen es einfach nicht allein. Sie fallen nach der OP wieder in alte, ungesunde Muster zurück. Diesen Frauen kann ein Leitfaden helfen, an dem sie sich orientieren können, um die Kontrolle zu behalten: Wie viel kann ich wovon essen? Einige meiner Patientinnen sind beispielsweise mit Programmen wie Weight Watchers sehr erfolgreich, weil sie keinen permanenten Verzicht fordern und praktikabel im Alltag sind.«

Bereits in meinem Diagnosegespräch 2019 hatte Frau Dr. Buxmeyer WW alias Weight Watchers erwähnt. Zu diesem Zeitpunkt war ich jedoch schwer geschädigt von dem ganzen Diätwahnsinn gewesen und hatte diese Bemerkung daher direkt in den Sack mit all meinen schlechten Erfahrungen mit Hungerkuren und Kalorienzählen gestopft und diesen danach gut verknotet. Obwohl dieser Ratschlag mich damals nicht sofort zum Handeln bewegt hatte, blieb er mir allerdings im Gedächtnis und poppte schließlich wieder auf, als mein Management mit der Anfrage zu einer Kooperation auf mich zukam: »Hättest du Lust, WW zu testen, Kati?«

Auch zu diesem Zeitpunkt sagte ich nicht sofort zu, denn im Herbst 2019 befand ich mich immer noch an Bord des

»Kati-Express« auf dem Weg durch die Heilungsphase nach meiner ersten Operation und war 24/7 mit meinem Praktikum und all den tausend Dingen beschäftigt, von denen ich euch im vorherigen Kapitel erzählt habe. In meinem Kopf war damals kein Platz für ein weiteres großes Thema, in das ich mich »reinfuchsen« und auf das ich mich rundherum einlassen musste. Daher schob ich die Anfrage erst mal beiseite. Nun ja, aber nun war ein neues Jahr, und ihr wisst ja, dass ich diese Zeit gern dazu nutze, um mit wichtigen Vorhaben zu starten. Der Januar kam mir somit mehr als gelegen, um »mein neues Leben« zu beginnen und die Anfrage von Weight Watchers aus den Tiefen meines Hirnes, oder besser: aus den Tiefen meines E-Mail-Postfachs, zu kramen. Ich beschloss, dass ich mir ja einfach mal ganz unverbindlich anhören könnte, was Ingrid – so hieß die Beraterin, die mir zugeteilt wurde – über WW zu erzählen hatte. Gleichzeitig war ich im Gespräch mit ihr radikal ehrlich in meinen Aussagen: »Ich habe überhaupt keine Lust auf irgendwelche Blitzdiäten! Ich will weder hungern noch Essen abwiegen. Ich will satt sein und große Portionen essen, wenn mir danach ist. Ich brauche etwas, das langfristig für mich funktioniert und nicht mit dauerhaftem Verzicht einhergeht.« Denn in dieser Beziehung funktioniere ich wie ein Kind: Alles, was verboten ist, will ich noch mehr!

Ingrids Antwort klingt mir bis heute wortgetreu im Ohr nach: »Ich versteh dich. Geht mir auch so.« Sie klang tiefenentspannt, als sie das sagte, und das trug erheblich dazu bei, dass ich neugierig wurde und mich ihr öffnen konnte. »Du musst auf gar nichts verzichten! Das wäre langfristig ja völlig kontraproduktiv«, erklärte sie weiter und gab mir einen ersten Überblick über das Punktesystem von WW und wie es sicherstellte, dass man weder hungern noch verzichten musste.

Die Vergabe von Punkten für Lebensmittel bei Weight Watchers ist eine Art unkomplizierte Zählmethode für Kalorien. Auch hier wird also ein Kaloriendefizit angestrebt, um einen Gewichtsverlust herbeizuführen, doch trotzdem soll man sich dabei satt essen. Das funktioniert, indem es Lebensmittel gibt, die mit null Punkten bewertet werden und die man somit in unbegrenzten Mengen verzehren darf. Gemüse wird zum Beispiel gar nicht berechnet, obwohl es natürlich auch Kalorien hat. Dennoch gehört es zu den sogenannten ZeroPoint Lebensmitteln, da es gesund ist und das Programm dazu motivieren möchte, Lebensmittel zu verzehren, mit denen der Körper »etwas anfangen kann«. Man soll dazu angespornt werden, wichtige Nährstoffe und Vitamine zu sich zu nehmen, um dem eigenen Körper etwas Gutes zu tun und ihn mit Energie zu versorgen. Wenn ich also als Beilage zu einer Portion Vollkornnudeln, Reis oder Kartoffeln fünf Teller gegrilltes Gemüse, einen Sack Karotten oder einen ganzen Topf Suppe essen wollen würde, wäre das laut WW total okay. Als Fan von großen Portionen war ich damit schon so gut wie an Bord!

Ingrid erklärte mir außerdem, dass es neben den Tagespunkten noch sogenannte Wochenpunkte gab, die ich flexibel aufteilen oder alle auf einmal auf den Kopf hauen konnte, um beispielsweise »Cheat Meals« abzudecken. Damit waren Pizza und Burger plötzlich kein No-Go mehr! Na, wenn das so ist – I'm in!

Es war wirklich unglaublich erleichternd, von Ingrid zu hören, wie Weight Watchers den Druck aus dem Thema Ernährungsumstellung nahm. Denn genau darum ging es bei dem Programm: die Ernährung umstellen, statt Diät zu halten. Trotzdem wollte ich mich lieber erst mal zu nichts verpflichten und ganz in Ruhe für mich ausprobieren, ob ich mit WW klarkommen würde. Ich wollte die Freiheit haben, mich dagegen zu entscheiden, falls ich feststellen sollte: Das ist nichts für mich! Auch darauf reagierte Ingrid total entspannt: »Kein Problem! Teste, solang du willst, und vorher musst du keinem davon berichten!« Offenbar war sie sich sehr sicher, dass das Programm mich überzeugen würde.

Zwei Wochen nach unserem Telefonat kam Ingrid mich besuchen, und wir besprachen ausführlich meine Ernährungsvorlieben und meine persönlichen Ziele. Auf dieser Grundlage wurden in der WW-App mein individueller Ernährungsplan erstellt und die Punkte pro Lebensmittel an mein Gewicht, meine Körpergröße und mein persönliches Ziel, nämlich »Abnehmen und gesunde Essgewohnheiten entwickeln«, angepasst. Als ich 2020 mit Weight Watchers begann, war ich mit diesem Ansatz Teil des »blauen Programms«. (Die Programmnamen ändern sich immer wieder, also wundert euch nicht, wenn die Einteilungen mittlerweile andere Namen haben oder das Konzept sich minimal verändert.) Laut meinem Plan durfte ich 23 Punkte am Tag und zusätzliche 35 Punkte pro Woche essen. Ich durfte außerdem täglich bis zu vier Punkte meiner Tagesration einsparen und diese dann zu den Wochenpunkten hinzuaddieren, was mir meine heiß geliebte Pizza sicherte und meist sogar noch ein weiteres – wie ich früher gesagt hätte – »ungesundes« Gericht. Heute sage ich: Was ist schon ungesund, wenn es gesund für die Seele ist? In Maßen, versteht sich! Und genau das war das Prinzip, das für mich letztendlich funktionierte: Alles wurde ausbalanciert – mein Essen und mein Alltag. Denn Weight Watchers verfolgt ein ganzheitliches Konzept, also eine Umstellung des Lifestyles. Das wurde mir aber erst nach und nach bewusst. Der ausschlaggebende Punkt an der Sache war für mich erst mal, dass ich nichts abwiegen musste und Lebensmittel nicht in »gut« und »böse« eingeteilt wurden. Klar, einige Nahrungsmittel hatten mehr Punkte als andere (Weizenmehl, verarbeitete Lebensmittel, Süßigkeiten, Öl/Fett), aber das hieß nicht, dass sie für mich verboten waren. Nehmen wir als Beispiel Öl: Kaltgepresste Öle sind ein gesunder Fettlieferant für unseren Körper. Ein Esslöffel Öl hat bei WW vier Punkte, dennoch betonte Ingrid immer wieder, dass ich es in moderaten Mengen in meine Ernährung inkludieren sollte. Die so verbrauchten Punkte könnte ich durch »ZeroPoint Lebensmittel«, von denen ich so viel essen durfte, wie ich wollte, wieder ausgleichen. Auf diese Weise war es kein Problem, drei Teller pro Mahlzeit zu essen, ohne damit mein Punktelimit zu sprengen.

In der Praxis sah das zum Beispiel so aus: Ich schnitt eine Zucchini (null Punkte!) mit dem Spiralschneider in Streifen und mischte sie auf meinem Teller mit Vollkornpasta. Der Zucchini-Anteil schlug nicht zu Buche, aber füllte meinen Bauch, somit sparte ich mir Punkte für die »gewichtigen« Zutaten wie Parmesan! Yummy!

Da man Gemüse bisher eher in mich hatte hineinprügeln müssen, bestand mein persönliches »Learning« durch Weight Watchers darin, mich mehr oder weniger mit dem ungeliebten Grünzeug auszusöhnen oder es zumindest so zu kombinieren, dass ich es weniger herausschmeckte, anstatt damit gänzlich die Dinge zu ersetzen, die ich normal viel lieber aß. Genauso traf das auch für Vollkornnudeln anstatt Weizennudeln und Naturreis anstatt Basmatireis zu. Bei beidem greife ich bis heute konsequent zur ersten Variante. Klar, wenn ich die Wahl gehabt hätte, hätte ich Gemüse den ganzen Tag in Form von gefüllten, frittierten Teigtaschen in mich hineingestopft, aber letzten Endes fand ich eine gute Balance: Zum Beispiel aß ich mich an Salat satt, den ich mit Kartoffelecken oder anderen leckeren warmen Beilagen garnierte. So ähnlich lief das mit allen Rezepten: Meine vier Nutellatoasts zum Frühstück ersetzte ich durch Haferflocken-Blueberry-Muffins, und weil es lecker schmeckt und es die Punkte zuließen, haute ich mir mein geliebtes Mandelmus obendrauf, das zwar aufgrund des Fettgehalts viel mehr Punkte hatte, aber so what?! Gesunde Fette und so! Meiner Psyche tat es richtig gut, einen Realitätscheck an sämtlichen Lebensmitteln vorzunehmen, die ich teilweise über Jahre hinweg in meinem Kopf als »negativ« bewertet hatte.

Mit Ingrid arbeitete ich viele meiner ungesunden Denkmuster rund um das Thema Ernährung auf. Denn dieser psychologische Aspekt ist ebenfalls wichtig für den langfristigen Erfolg. Das ständige Gefühl von Verbot und Verzicht ist reiner Psychoterror. Es ist wichtig, sich auch mal etwas zu gönnen. Und dazu gehört ganz klar, dass man mit Freunden am Wochenende auch mal zum Italiener gehen kann, ohne dabei nur an Salatblättern zu knabbern! Wenn die Lasagne al forno und das Tiramisu zum Dessert dann ausnahmsweise doch mal das Punktelimit sprengen, ist das trotzdem okay, und man darf gnädig mit sich sein. Solang man nicht jede Woche eskaliert wie die Made im Speck, sieht man trotzdem auf lange Sicht Ergebnisse.

Auch wenn ich in meinem Alltag selten über die Stränge schlug, tat es mir mental wirklich gut, dass die WW-Woche jeden Montag von vorn startete. Das heißt, das Punktezählen begann ebenfalls wieder von vorn. Dadurch konnte ich jede Woche als einen neuen, sauberen Start betrachten, mit dem man »Altlasten« hinter sich ließ und den Blick nach vorn auf die neue Woche richtete. Dieses Prinzip wurde vor allem auf lange Sicht für mich ganz wichtig, wenn ich beispielsweise während eines Urlaubes mal eine Woche Pause vom Programm machte. Zu Hause kam ich dann problemlos wieder rein. Erstens weil ich wusste, dass ich den Einstieg bereits beim ersten Mal easy geschafft hatte, und zweitens weil ich manche Dinge mittlerweile ohnehin in meine Essgewohnheiten integriert hatte.

Jeder sollte lernen, auf das eigene Hunger- beziehungsweise Sättigungsgefühl zu hören. Ingrid betonte am Anfang sogar, dass ich mich bloß nicht jeden Tag wiegen sollte, sondern maximal einmal pro Woche. Denn wenn ich mir am Wochenende meine »besondere Pizza« gegönnt hatte (ihr merkt schon, ich zelebriere diese sehr!), war es wirklich nicht sinnvoll, am Montag auf die Waage zu steigen. Dann doch eher am Mittwoch, nachdem ich wieder zwei Tage lang »ordentlich« gegessen hatte. Tägliche Gewichtsschwankungen sind nämlich total normal. Ich werde nicht müde, das zu betonen, weil es so wichtig ist! Es ist nun mal nicht ein Tag wie der andere – schon gar nicht bei uns Frauen! Heute lagerst du mehr Wasser ein, weil du vielleicht deine Tage hast, und zwei Tage später kann das schon wieder ganz anders aussehen. Gerade wir Lipödem-Patientinnen haben ja dieses große Thema mit Wassereinlagerungen, die sich natürlich auch auf der Waage bemerkbar machen. Es geht also auch um eine Veränderung des Lifestyles und außerdem darum, Bewegung in den Alltag zu integrieren.

Beim Thema Sport hatte es sich bei mir ja in den letzten Jahren ähnlich verhalten wie bei der Ernährung: Es war immer alles oder nix! Entweder ich versank in dem einen Extrem »katastrophale Ernährung und null Bewegung«, oder ich geißelte mich mit dem anderen Extrem »Crashdiät und quälendes Sportprogramm«. Sport war in all den Jahren, in denen sich meine Komplexe zugespitzt hatten, mehr Stress als Spaß für mich geworden, und das, obwohl ich als Kind und Jugendliche ja so viele sportliche Hobbys gehabt hatte, die mir total viel Freude bereitet hatten. Doch seit ich nicht mehr im Mannschaftssport oder beim Reiten aktiv war, brachte ich – außer in Amerika – irgendwie keine Regelmäßigkeit mehr in die ganze Bewegungsthematik. Das Fitnessstudio lag mir einfach nicht, und zu Work-outs daheim konnte ich mich nur selten aufraffen, und wenn, dann gelang es mir nicht, mich selbst so richtig zu pushen. Ehrgeiz hatte ich schon immer stärker in einer Gruppe entwickelt. In den Gesprächen mit Ingrid kristallisierte sich heraus, was mich wohl langfristig bei Laune halten könnte: Tanzen.

Eigentlich lag es auf der Hand, denn das Tanzen war schon immer meine Leidenschaft gewesen. Bereits im Alter von vier Jahren hatte ich mir Choreografien ausgedacht und tanzte sie dann meiner Familie vor. Als ich älter war, besuchte ich Tanz-Workshops in den Ferien oder choreografierte Tanzauftritte für Hochzeiten, auf denen ich dann allein oder in der Gruppe auftrat. Auch im Verein hatte ich lange getanzt, und wenn ich mir die Liste der Menschen ansah, denen ich auf Social Media folgte, dann fanden sich darunter übertrieben viele Tanzprofile. Ich liebe es einfach, Menschen beim Tanzen zuzusehen. Zu beobachten, wie sie ihren Körper und ihre Mimik in Szene setzen! Ich sitze dann einfach nur da und starre wie eingefroren minutenlang gebannt die Tänzer an, weil alles so schnell geht, dass mein Kopf das überhaupt nicht richtig verarbeiten kann.

Auf Instagram folgte ich schon länger einer Tanzschule ganz in meiner Nähe, und wie es der Zufall so wollte, bot das Center of Moving Arts (@center_of_moving_arts) im Januar 2020 einen kostenlosen Probemonat für potenzielle neue Mitglieder an. So fügte sich ein Puzzleteil ans nächste. Jetzt musste ich mich nur noch trauen, dort aufzukreuzen! In diesem Punkt kamen mir vor der erfolgreichen Ernährungsumstellung nämlich noch meine altbekannten Komplexe in die Quere: Was, wenn Leute mich erkannten, während ich dort den Körperklaus machte? Schließlich war ich schon jahrelang aus der Übung und »nur« an das Niveau von meinem alten »Dorfverein« gewöhnt. Also bettelte ich meine Freundin Marie an, mich doch bitte zu begleiten, damit ich nicht allein dort hingehen musste. »Wenigstens beim ersten Mal!«, flehte ich geradezu. »Bitte, Marie!«

Und Marie, der nichts ferner lag, als zu tanzen, schleppte sich mir zuliebe tatsächlich in die Probestunde. Thanks, girl!

Bei der ersten Stunde redete ich ein bisschen mit den Trainern und informierte mich, was es noch so für Kurse gab. Tatsächlich dauerte es keine drei Trainingseinheiten, bis ich von einem Kurs pro Woche auf zwei upgradete und zusätzlich zu Hip-Hop noch Jazz machte. Das Coole an den Kursen war, dass sie viel anspruchsvoller waren als das Training früher im Verein, wo wir ein halbes Jahr mit demselben Song herumgeeiert hatten. Hier studierten wir jede Woche um die dreißig weitere Sekunden eines Liedes ein, sodass ich während des Trainings überhaupt keine Zeit hatte, zu bemerken, wie anstrengend das alles eigentlich körperlich war. Ich musste mich so krass auf die Choreografie konzentrieren, dass ich gedanklich nur bei den Schritten sein konnte und nichts sonst in meinem Kopf Platz hatte. Sogar zu Hause übte ich weiter, um mir die Choreo einzuverleiben und beim nächsten Training gut mit den anderen mitzukommen. Außerdem trackte ich meine Bewegung über meine Apple Watch beziehungsweise die WW-App, in der meine körperliche Aktivität in Punkte umgerechnet wurde. Ich hatte das Gefühl, endlich wieder so richtig im Moment zu leben! Klar, ich trug im Training noch oft meine Miederhose unter der Sportleggings, denn mein Gewebe befand sich ja noch im Heilungsprozess von der zweiten OP und meine Haut fühlte sich an vielen Stellen noch leer und »nicht wieder angewachsen« an. Gerade Sprünge waren ohne Mieder unangenehm und teilweise sogar schmerzhaft. Trotzdem war ich schon in kurzer Zeit viel beweglicher und gesünder als während der ersten Heilungsphase.

Auch Frau Dr. Buxmeyer war bei den regelmäßigen Check-ups sehr zufrieden. Natürlich waren noch Schwellungen und Verhärtungen vorhanden, und ich beobachtete auch in diesem Fall wieder die Knötchenbildung, zu der es im Verlauf der Wochen und Monate nach der OP überall im Gewebe kam, aber ich hatte aufgrund meiner Erfahrung dieses Mal eine realistischere Einstellung zum Heilungsprozess, weshalb ich nicht mehr ganz so ungeduldig war wie nach der ersten Liposuktion.

Dank der Ernährungsumstellung und dem Tanztraining war ich innerhalb von nur drei Monaten wieder so richtig im Game! Tja, und dann kam Corona ... und sämtliche Fitnessstudios wie auch meine Tanzschule mussten schließen.

In meinem Kopf gab es – wie bei den meisten von uns – erst mal nur einen lauten Aufschrei: So ein Mist! Doch es stellte sich glücklicherweise schnell heraus, dass ich trotz der Einschränkungen, die die Pandemie mit sich brachte, nicht von meinem Weg abkam. Das Center of Moving Arts bot Onlinekurse an, an denen ich hin und wieder teilnahm, und Ingrid und ich hielten ebenfalls weiterhin Kontakt und schauten gemeinsam, wo wir Dinge im Alltag optimieren konnten. Wenn ich beispielsweise zu sehr auf einige Rezepte eingefahren war und mir meine Frühstücksmuffins langsam wieder zu den Ohren rauskamen, variierten wir gemeinsam die Zutaten oder dachten uns neue Gerichte oder auch ganz andere Abläufe aus. Ingrid zeigte mir schnelle Rezepte und solche, die man gut an einem freien Tag vorbereiten konnte, damit an meinen vollgepackten Arbeitstagen nicht zu viel Zeit fürs Kochen draufging. Das war unglaublich wichtig, damit die Ernährungsumstellung langfristig für mich funktionierte. Denn oft bin ich den ganzen Tag unterwegs oder esse vor einundzwanzig Uhr nicht zu Abend. Mein Essverhalten um meinen Lifestyle »herumzubauen«, kam mir da sehr entgegen. Glücklicherweise spielt bei WW, im Gegensatz zu vielen anderen Diätprogrammen, die Uhrzeit der Nahrungsaufnahme keine Rolle.

Generell ging Ingrid viele Themen mit mir durch. Manche Gespräche hatten beinahe schon einen therapeutischen Effekt. Wir sprachen darüber, wie ich aufgewachsen war, und analysierten meine Beziehung zum Essen. Sie half mir dabei, meine anerzogenen Denkmuster rund ums Thema Ernährung zu überdenken. Vor allem aber beruhigte sie mich immer wieder, wenn der Gewichtsverlust mal stagnierte, und bestärkte mich darin, dass es okay sei, wenn es mal eine Woche nicht so optimal lief. »Nächste Woche gibst du wieder dein Bestes!«, sagte sie dann zum Beispiel. Es gibt immer mal äußere Einflüsse, die unseren Alltag auf den Kopf stellen, wie eben zu diesem Zeitpunkt Corona.

Doch in dem ganzen Chaos, in dem man nichts kontrollieren konnte, tat es gut, wenigstens auf eine Sache Einfluss nehmen zu können und festzustellen, dass etwas gut lief! Ich würde sagen, dass ich während der Pandemie sogar meinen ganz persönlichen Glow Up hatte.

Das sahen mir auch meine Follower an. »Du strahlst irgendwie so von innen heraus!«, las ich oft unter meinen Posts. Da ich meinen ganzen Alltag in Vlogs begleitete, merkten die Leute natürlich, dass ich zunehmend an Gewicht verlor, aber ich denke, die meisten schoben es auf die vorausgegangenen Liposuktionen, da ich öffentlich ja noch nicht über meine Ernährungsumstellung sprach.

Und auch ich selbst sah mir die Veränderung an, als ich mich ein Dreivierteljahr später ausgiebig im Spiegel betrachtete. Meine Beine sahen gesünder aus, das Taubheitsgefühl war verschwunden, und endlich passte mein Oberkörper zu meinem Unterkörper. Was für ein unbeschreibliches Gefühl!

Aufgrund meines riesigen Erfolges (über zehn Kilo Gewichtsverlust in neun Monaten) entschied ich mich schließlich dazu, öffentlich über meine Ernährungsumstellung mittels Weight Watchers zu sprechen. Es lag mir am Herzen, meinen Followern, vor allem meinen Leidensgenossinnen im Kampf gegen das Lipödem, eine Möglichkeit aufzuzeigen, wie auch sie den kräftezehrenden

Kreislauf aus Crashdiäten und Resignation hinter sich lassen und langfristig etwas für ihre Gesundheit tun konnten. Ich betone hier ausdrücklich das Wort *Möglichkeit!* Meine Geschichte und mein Weg kann anderen als Beispiel dienen, muss aber nicht zwangsläufig für jeden die Formel zum Erfolg bedeuten. Jeder Körper ist individuell und reagiert unterschiedlich. Aber eines ist definitiv für alle Patientinnen zutreffend: Beim Lipödem sollte man zu starke Gewichtsschwankungen und vor allem Gewichtszunahmen möglichst vermeiden. Alles, was drauf kommt, geht an den vom Lipödem betroffenen Stellen nur sehr schwer oder gar nicht mehr runter. Ich wollte hier mit gutem Beispiel vorangehen und demonstrieren, wie wichtig es ist, dass man ins Handeln kommt und selbst aktiv wird. Es braucht das eigene Zutun, um das Lipödem dauerhaft in Schach zu halten. Die Krankheit ist nach einer Operation nicht einfach verschwunden! Ja, ein großer Teil des Lipödem-Fetts ist weg, aber die Erkrankung steckt für immer in unserem Körper und kann jederzeit wieder aufblühen. Keiner kann vorhersagen, ob oder wann das Lipödem sich wieder verschlimmert. Mit dem richtigen Lebenskonzept können wir es aber so lang wie möglich in Schach halten.

Diana, 43 Jahre, Betroffene:
»Insgesamt wurden in zwei Operationen ungefähr sieben Liter Fettgewebe aus meinen Beinen abgesaugt, doch auf der Waage machte sich das seltsamerweise überhaupt nicht bemerkbar. (Nicht ein Gramm Unterschied zu vorher!) Optisch sah man die Verschlankung allerdings schon, nachdem die Schwellungen nachließen. Mein Oberkörper veränderte sich jedoch weiterhin. Drei Monate nach der zweiten Liposuktion bekam ich einen Schub. Man konnte den Oberarmen förmlich beim Wachsen zusehen, und schließlich kamen die Schmerzen erst in den

Oberarmen und wenig später auch in den Unterarmen dazu – und das noch sehr viel schlimmer als in den Beinen.

Ich war am Boden zerstört! Mein Oberkörper wurde immer kräftiger, und im Spiegel sah ich nicht mehr mich selbst. Ich fühlte mich einfach nur schrecklich und war total verzweifelt. Ich aß täglich weniger als tausend Kalorien und machte noch mehr Sport als zuvor. Nichts half. Eine Nachuntersuchung in der Rosenpark Klinik bestätigte meinen Verdacht: Das Lipödem hatte sich einen anderen Platz gesucht – nicht nur an den Armen, sondern auch an der Hüfte und am Bauch.

Wir planten also eine dritte Operation, bei der Arme, Hüfte, Bauch, Rücken und auch kleine Korrekturen an den Beinen vorgenommen werden sollten. Am Tag des Eingriffes ging ich vor Aufregung mit Bauchschmerzen in die Klinik, denn das war wirklich ein sehr großes Areal. Bei dieser Operation wurden 2,9 Liter gesaugt.

Rückblickend kann ich allerdings sagen, dass ich bei dieser Operation die wenigsten Probleme hatte und die Schmerzen am geringsten waren. Wirklich unangenehm war nur, dass ich in der Heilungsphase zwei Kompressionsmieder tragen musste und somit mein gesamter Körper verbunden war. Ich fühlte mich wie eingesperrt.

Anschließend nahm ich endlich an Gewicht ab, und auch im Spiegel sehe ich heute einen völlig neuen Menschen, der mir angezogen mittlerweile zum ersten Mal in meinem Leben richtig gefällt. Oft schaue ich mich an und kann es selbst kaum glauben. Ich ertappe mich hin und wieder dabei, wie ich morgens direkt nach dem Aufwachen vorsichtig meinen Körper abtaste, um sicherzugehen, dass ich über Nacht nicht wieder ›dick‹ geworden bin.

Teilweise habe ich durch die Liposuktionen zehn bis zwölf Zentimeter an Umfang verloren. Dennoch lebe ich täglich mit der Angst, einen neuen Schub zu bekommen. Deswegen achte ich weiterhin auf eine ausgewogene Ernährung und mache regelmäßig Sport. Diese Angst kann mir wohl keiner nehmen, aber trotzdem genieße ich mein neues, schmerzfreies Leben.«

Kommt das Lipödem wieder?

#Bodylove vs. Körperakzeptanz

2020 bis heute

»Irre!«, stellte Frau Dr. Buxmeyer fest, als ich genau ein Jahr nach meiner ersten OP in Unterwäsche vor ihr stand und sie meinen Körper betrachtete. Wir waren bei unserem letzten Check-up so verblieben, dass wir meinem Körper erst mal Zeit zur Heilung geben würden, bevor wir über eine mögliche dritte Liposuktion sprachen. Die operierten Areale gelten nämlich erst ein Jahr nach dem Eingriff als offiziell abgeheilt. Außerdem hatte sich seit der zweiten Liposuktion einiges in meinem Leben verändert, was meine gesundheitliche Entwicklung positiv beeinflusste. Sowohl die Ärztin als auch ich wollten erst mal abwarten, was ich durch die dauerhafte Umstellung meiner Ernährung beziehungsweise meines Lifestyles maximal aus mir herausholen konnte.

»Also, dann lass mich mal schauen!« Frau Dr. Buxmeyer kniete sich vor mich auf den Boden und tastete die Innenseiten meiner Oberschenkel ab. »Hier ist noch ein bisschen was, was man absaugen könnte.« Sie erklärte, dass man bei einem Eingriff nie hundert Prozent »erwischt«, sondern »nur« zwischen fünfzig und siebzig Prozent der Fettschicht beseitigt. »Besser, es bleibt etwas übrig, als dass zu viel weg ist«, ergänzte sie noch. Auch im Bereich der Knie ertastete sie Gewebe, das ihrer Meinung nach noch behandelt werden könnte. Sie betonte dabei stets das Wort »könnte«, denn die Ergebnisse waren in ihren Augen bereits sehr zufriedenstellend. Die Zone oberhalb der Knie gehörte allerdings definitiv zu den Stellen, die ich selbst noch ein bisschen kritisch betrachtete.

Die Ärztin strich über die Vorderseite meiner Oberschenkel. »Hier vorn würde ich allerdings nichts machen wollen. Man darf ja nicht vergessen, dass du hier auch große Muskeln hast.« Gleiches galt für die Innenseiten meiner Waden. »Hier ist nichts mehr zu holen!«, bestätigte Frau Dr. Buxmeyer.

Nachdem wir alle Bereiche betrachtet hatten, die bereits abgesaugt worden waren, widmete sie sich den Außenseiten meiner Waden, die sie bisher nicht operiert hatte. »Auch hier hast du ausgeprägte Muskeln«, stellte sie fest. Beim Aufstellen und Eindrehen meines Beines konnte man diese deutlich erkennen. Somit blieben im Prinzip zwar Stellen übrig, an denen man noch mal Hand anlegen könnte, aber das war absolut kein Muss.

»Was meinen Sie, Frau Dr. Buxmeyer? Wäre es sinnvoll, eine dritte OP zu machen?«, fragte ich zögerlich.

»Also ich würde sagen, insgesamt haben wir den Großteil des Lipödems entfernt.« Bei der ersten Operation waren immerhin 4 und bei der zweiten 3,2 Liter abgesaugt worden.

»Und wenn man es nicht operiert, laufe ich dann Gefahr, dass das Lipödem schnell wieder stärker wird?«

»Wie sich das Lipödem in Zukunft verhält, kann man nicht vorhersagen«, erklärte Frau Dr. Buxmeyer ganz ehrlich. »Es kann sein, dass du jetzt für immer oder zumindest für sehr lange Zeit Ruhe hast. Es kann aber genauso gut sein, dass sich nach einer Schwangerschaft wieder ein Lipödem bemerkbar macht. Allerdings kann man nicht vorbeugend absaugen. Es ist erst sinnvoll, Areale zu behandeln, wenn diese Beschwerden machen und eine ausreichende Fettschicht vorhanden ist, die man absaugen kann. Nur so ist man auf der sicheren Seite. Beim Übersaugen können sonst unschöne Einziehungen beziehungsweise schmerzhafte Verklebungen zwischen Haut und Muskulatur entstehen, die man unter keinen Umständen erzeugen möchte.«

Okay, prophylaktisch absaugen ging also nicht. Und weil ich diese Frage so oft aus meiner Community gestellt bekommen hatte, fragte ich die Ärztin jetzt noch mal ganz deutlich:

»Kommt das Lipödem wieder?«
»Es ist nie weg!«

Frau Dr. Buxmeyer ging noch mehr in die Tiefe: »Das Lipödem ist eine Veranlagung, und durch die Reduktion der Fettschicht verringert man die Beschwerden. Weniger Fett, weniger Wassereinlagerungen, weniger Schwellungsneigung, weniger Druckgefühl. Man saugt eine gewisse Menge an Fettzellen ab, und die übrig bleibenden Fettzellen können irgendwann bei einer Gewichtszunahme oder bei einer Hormonumstellung wieder Beschwerden machen. Aber ob das passiert, das weiß man nicht.«

Hmm. Ich verstand natürlich, was sie meinte, trotzdem hätte ich gern mehr Sicherheit gehabt.

»Meinen Sie, mit meiner Ernährungsumstellung kann ich optisch noch mehr reißen?« Denn was ich nicht einschätzen konnte, war, ob die tollen Ergebnisse der Effekt der OP oder der Umstellung meines Lifestyles waren. Das fragte ich nun auch Frau Dr. Buxmeyer.

»Beides«, bestätigte sie. »Du hast ja unglaublich viel abgenommen.«

»Zwölf Kilo«, warf ich ein.

»Wow, es sieht nach mehr aus«, sagte sie, und in dem Moment musste ich an den Satz meiner Oma denken, die immer sagte: »Du bist eben stabil, Kati!« Offenbar hatte ich tatsächlich schwere Knochen, die all die Jahre, in denen ich auf Kriegsfuß mit der Waage gestanden hatte, das Ergebnis zusätzlich »manipuliert« hatten. »Zusätzlich« sage ich übrigens deshalb, weil ich ja immer wieder betone, dass kleinere Schwankungen auf der Waage völlig normal sind und die Zahl auf der Anzeige nicht zwangsläufig das Maß aller Dinge ist, sondern man sich eben auch auf das eigene Körpergefühl verlassen sollte.

»Du hast wirklich einen tollen Erfolg erzielt mit deiner Umstellung, Kati!«, gratulierte mir Frau Dr. Buxmeyer. »Ich glaube, die OP hat dich noch mal angespornt, langfristig etwas zu verändern! Ob und wann du noch einen dritten Eingriff machen lassen möchtest, musst du letztendlich für dich selbst entscheiden. Du darfst dich jetzt gern wieder anziehen.«

Mit diesen Worten entließ mich Frau Dr. Buxmeyer – und mit einer großen Entscheidung, die ich selbst treffen musste. Ich hatte gehofft, die Ärztin würde mir klar sagen: Mach es oder mach es nicht! Denn zu diesem Zeitpunkt brannte ich nicht gerade darauf, eine weitere Liposuktion vornehmen zu lassen. Natürlich war ich wahnsinnig dankbar dafür, dass ich die Möglichkeit gehabt hatte, mich operieren zu lassen, aber wie ihr wisst, war die ganze Nummer nicht gerade ein Spaziergang gewesen. Nach zwei großen OPs und zwei dementsprechend langen Heilungsphasen mit vielen Ups and Downs waren endlich die Schmerzen weg, und ich sehnte mich einfach nur nach Normalität und danach, meine neu gewonnene Lebensqualität auszukosten.

Während ich in der privilegierten Situation bin, mir aussuchen zu können, ob ich eine dritte OP machen lasse oder nicht, haben viele Betroffene nicht mal die Möglichkeit, auch nur eine OP zur Verbesserung ihrer Lebensqualität durchführen zu lassen. Weil ich mir diese Chance auch für andere betroffene Frauen wünsche, wäre es mein Traum, eine Stiftung zu gründen, um Lipödem-Patientinnen finanziell zu unterstützen. Derzeit (Stand April 2022) steckt dieses Vorhaben noch in den Kinderschuhen. Ich habe noch keinen Namen für mein Herzensprojekt und weiß nicht, wie lange es dauern wird, diese Idee zu realisieren. Aber eins weiß ich gewiss: In einer Welt, in der ich mir alles wünschen könnte, was mein Herz begehrt, würde ich mir wünschen, dass kein Geld der Welt zwischen einem Menschen und seiner Gesundheit steht.

Zum ersten Mal seit Jahren konnte ich laufen, ohne dass meine Beine aneinanderrieben und ich Scheuerbänder oder kurze Hosen zum Schutz meiner Haut unter den Klamotten tragen musste. Erinnert ihr euch an meine Lieblingsjeans von Hollister, die ich mir während meiner Gewichtszunahme regelmäßig nachkaufte, weil sie ständig an den Innenseiten meiner Oberschenkel durchrieb und ich noch dazu immer wieder die nächste Größe brauchte? Dieses Modell trug ich immer noch, aber mittlerweile war ich wieder vier Hosengrößen runter und fühlte mich total wohl damit, in engen Jeans aus dem Haus zu gehen.

Überhaupt konnte ich endlich Kleidung tragen, in der ich mich früher nicht mal in meinen kühnsten Träumen aus dem Haus gewagt hätte. Aber es ging eben nicht nur darum, wie ich aussah: Mein Körper funktionierte, meine Beine taten ihren Job! Und das war doch das Wichtigste, oder? Sie trugen mich beim Tanzen! Ich war wieder beweglich, weil ich mich im Training mehrmals die Woche stretchte und generell durch den Tanzsport ein wahnsinnig gutes Körpergefühl entwickelt hatte. Tanzen hat ja auch etwas mit Attitude zu tun und damit, den Körper bewusst einzusetzen. Ihn zu zeigen, statt ihn zu verstecken. Klar war das insbesondere am Anfang oft eine Herausforderung für mich gewesen, aber letzten Endes hatte ich unglaublich viel Selbstbewusstsein dadurch gewonnen. Sport macht ja auch mental stark, genau wie eine gesunde Ernährung nicht nur das Immunsystem positiv beeinflusst, sondern auch die Psyche. Mir gab es zum Beispiel auch immer ein gutes Gefühl, wenn ich mich fürs Training stylte, weil ich mich dadurch gleich schöner fand. Allgemein fühlt es sich für mich immer so an, als würde ich den Pausenknopf in meinem Leben drücken, wenn ich tanze. Egal was an dem Tag sonst noch so passiert, für diesen einen Augenblick zählen nur die Musik und die Choreografie. Beim Tanzen bin ich immer zu hundert Prozent im Moment. Das meinen die Leute wohl, wenn sie von »beim Sport den Kopf freimachen« reden. Ich bezeichne das gern als »den Kopf in den Flugmodus switchen«, weil bei mir während des Trainings immer sofort all meine Gedanken aufhören zu kreisen. Wie sehe ich gerade aus? Wackelt irgendwas nach? Mache ich alles richtig? Für solche inneren Kämpfe lässt mir das fordernde Training gar keinen Platz – und das ist auch gut so. Denn ein neues Selbstbild entsteht nicht mit einem Fingerschnippen, es muss sich erst manifestieren. Auch ich erwische mich bis heute immer wieder dabei, wie ich Gedanken nachhänge wie: *War das mit dem Lipödem und meinem Körper damals echt so krass? War mein Körper echt so krank?* Irgendwie kann ich mir das heute mit meiner neuen Einstellung und meinem neuen Body Feeling nämlich gar nicht mehr so richtig vorstellen. Wenn ich mir dann allerdings Fotos anschaue, die vor der OP aufgenommen wurden, stelle ich jedes Mal mit Erschrecken fest, wie ungesund mein Körper tatsächlich war.

Ich weiß nicht, wie es euch geht, aber selbst heute bin ich nicht der Typ, der sich vor den Spiegel stellt und denkt: *Wow, sehe ich heute hot aus!* Schaut man sich auf Social Media um, wird aber so ziemlich genau das gepredigt – inklusive Hashtags wie #Selflove, #Bodylove und Co. Ich finde, die Selbstliebe-Bewegung auf Social Media schraubt die Erwartungshaltung an das eigene Selbstbewusstsein übertrieben in die Höhe. »Lieb dich einfach selbst!« – das sagt sich so leicht, ist aber in der Umsetzung für die meisten Menschen nicht einfach! Eine verzerrte Selbstwahrnehmung abzulegen, ungesunde Essensgewohnheiten zu verändern und die Schönheitsideale zu ignorieren, die uns von den Medien permanent eingeflößt werden, braucht Übung. Daher arbeite ich statt an #Bodylove mehr an Körperakzeptanz, ganz nach dem Motto »Echt ist mein perfekt«. Ich nenne das Körperneutralität statt Körperliebe. Ein kleines Beispiel: Wenn ich heute in den Spiegel schaue und mir meinen Körper ansehe, dann hätte ich früher direkt auf meine Beine gezoomt und abwertend festgestellt, dass diese ja viel zu breit und wabbelig sind und die Kleidung darüber spannt. Früher konnte ich bei diesem Anblick nichts anderes denken als: *Ich bin zu dick, zu hässlich, und überhaupt bin ich es nicht wert, dass irgendjemand mich mag!*

Heute sehe ich das anders: Wenn ich vor dem Spiegel stehe und Motzi mal wieder ihren Senf abgeben will, dann versuche ich, ihre selbstverachtenden Kommentare im Keim zu ersticken, indem ich die Sachlage so neutral wie möglich betrachte – ohne negative Wertung. Ich schaue mir dann einfach meine äußere Silhouette an, fahre die Kurven mit den Augen nach, gucke, wo eine kleine Ader unter der Haut hervorschimmert oder an welcher Stelle ein Dehnungsstreifen glitzert. Ich stelle Unregelmäßigkeiten fest und benenne sie, aber mit neutralen Worten. Zum Beispiel bemerke ich, dass meine eine Pobacke etwas höher sitzt als die andere, aber ich sage nicht, dass mein Hintern »dick« ist. Denn Körper sind nun mal unterschiedlich. Zu »schönen« oder »hässlichen« Körpern werden sie erst durch uns Menschen und unsere ungesunden Bewertungen.

Es ist doch so: Weder hat ein Fuß exakt die gleichen Maße wie der andere, noch gilt das für irgendein anderes unserer Körperteile!

Nicht mal unsere Gesichtshälften sind komplett symmetrisch! Aber unser Po soll es sein? Oder unsere Brüste? Wir müssen einfach lernen, dass diese Unregelmäßigkeiten normal sind. Es ist normal, dass wir unreine Haut haben, denn sie ist ein lebendiges Organ. Es ist normal, dass wir Falten kriegen, dass wir Muttermale und von Zeit zu Zeit geplatzte Äderchen im Gesicht oder auf dem Dekolleté haben. Wir sind lebende Organismen und keine Porzellanpuppen. Unsere Körperteile haben Funktionen, und viele Dinge macht unser Körper aus einem bestimmten Grund, wie beispielsweise so manches Fettpolster aufbauen, um uns »zu beschützen«. Das Unterbauchfett ist nämlich nicht da, um uns Frauen beim Bikinikauf in den Wahnsinn zu treiben, sondern um unsere Fortpflanzungsorgane vor äußeren Einflüssen zu schützen, quasi wie eine kleiner »Beutel« für potenzielle Babys. Wenn man es mal aus diesem Blickwinkel betrachtet, ist unser Körper doch eigentlich ganz cool!

Diese Einstellung erfordert jedoch Übung, und man muss sich jedes Mal aufs Neue daran erinnern. Ganz nach dem Motto: »Don't let your mind bully your body!«

Für mich war es ein ganz wichtiges Learning, dass manche Stellen einfach zur Anatomie des Körpers gehören und genau so sein sollen, wie sie sind! In diesem Zusammenhang erinnere ich mich an einen interessanten Moment: Sagt euch der Begriff Hip Dip etwas? »Hüftdellen« klingt ja schon fies, oder? Dabei ist damit einfach nur eine Körperstelle gemeint, die eigentlich ganz normal ist, und zwar die Einkerbung zwischen Becken und Oberschenkelansatz. Die kann ganz unabhängig von Gewicht und Körperbau bei jedem Menschen unterschiedlich stark ausgeprägt sein, das hängt mit unserem Knochenbau zusammen. Jedenfalls war diese Vertiefung bei mir nicht sichtbar, als ich noch »runder« im Bereich meiner Hüfte war. Nach der Operation und meinem starken Gewichtsverlust entdeckte ich dann aber eines Tages diese »Löcher« rechts und links an meinem Becken und dachte mir: *Hilfe! Was ist das denn?* Ich fing an zu googeln und stellte fest, dass diese Dinger sogar einen Namen haben!

Was ich damit sagen will, ist: Wir sind wirklich viel zu oft sehr ungerecht zu unserem Körper! Wir bewerten alles an ihm, und das ständig. Das beobachte ich nicht nur an mir selbst, sondern auch in meinem Umfeld. Ganz oft bekomme ich die Rückmeldung: »Du bist so schön schlank geworden!« Auf den ersten Blick ist das ein Kompliment, und ich weiß, dass es als solches gemeint ist. Trotzdem enthält es eine Wertung, und anstatt mich über diese Worte freuen zu können, schwingt in meinem Kopf unterschwellig eher mit: *Ach, und vorher fandest du mich hässlich?* Was ich heraushöre, ist die Abwertung meines »alten Ichs«, das sich offenbar noch nicht gänzlich von dem mentalen Mobbing der vergangenen Jahre erholt hat. Ein Mensch, der sein Leben lang als »zu dünn« bezeichnet wird, wird es auch nicht als Kompliment empfinden, wenn man ihm sagt: »Hast du es gut, du brauchst dir keinen Kopf machen, was du isst! Du bist ja total dünn!« Wir sollten lernen, unseren Mitmenschen wertfreier zu begegnen und nicht ständig deren Äußeres zu thematisieren, selbst wenn man Komplimente machen will. Wenn mir hingegen jemand sagt: »Man sieht dir richtig an, dass du dich wohlfühlst in deinem Körper!« oder: »Du strahlst richtig!«, dann sind das Worte, über die ich mich wirklich freuen kann, weil sie mein Gefühl ausdrücken.

Ich weiß, dass es nicht immer ganz einfach ist, die richtigen Worte bei einem so sensiblen Thema zu finden. Das geht weit über das Komplimentemachen hinaus. Wir Lipödem-Patientinnen kennen dieses »Problem« aus zwei Perspektiven: Auf der einen Seite sind wir oft Wertungen von außen ausgesetzt, auf der anderen Seite tragen wir diese aber auch selbst nach außen. Nämlich in dem Moment, wenn wir uns mit anderen Betroffenen unterhalten und beispielsweise Ratschläge oder eben »den ultimativen Tipp« geben wollen, weil eine Patientin eventuell noch gar nichts von ihrer Erkrankung weiß. Ich denke da immer an meine Mutter, die sich aus Rücksichtnahme auf meine Gefühle mit ihrer Vermutung so lang zurückgehalten hat, bis ich schließlich selbst drauf kam. Wie aber gibt man einem potenziell betroffenen Familienmitglied oder einer Freundin den vielleicht entscheidenden Hinweis, ohne die Person zu verletzen und sie zu »beurteilen«? Denn gar nichts zu sagen, ist für mich auch keine Option. Schließlich ist es wichtig, dass Lipödem-Patientinnen schnell Hilfe bekommen.

Ich persönlich versuche, Aussagen zu vermeiden wie: »So wie deine Beine aussehen, könntest du ein Lipödem haben.« Stattdessen verweise ich lieber auf die Aufklärungsarbeit bestimmter Personen, gehe auf die Symptome der Erkrankung ein und hoffe, dass mein Gegenüber selbst realisiert: Ah, die Sache mit den unerklärlichen blauen Flecken kommt mir bekannt vor. Oder: Meine Beine fühlen sich auch oft schwer an ...

Es gibt ja auch Patientinnen, die ein Lipödem in Stadium I haben und denen man das kaum ansieht, die aber trotzdem über viel größere Schmerzen klagen, als beispielsweise ich sie jemals empfunden habe. Diese Frauen würden vielleicht allein aufgrund der optischen Beschreibung überhaupt keinen Zusammenhang zu ihrem eigenen Leid erkennen, sondern sich eher in anderen Symptomen wiederfinden. Ich kann diesbezüglich nur wiederholen, dass zum Lipödem noch immer extrem viel Aufklärungsbedarf besteht und viele Fragen, auch vonseiten der Medizin, nach wie vor offen sind. Wo kommt die Krankheit her? Was kann man dagegen tun? Kommt sie nach einer OP wieder? Eigentlich ist man als Lipödem-Patientin permanent auf der Suche und irgendwie auch ein wenig auf der Flucht – auf der Suche nach der Ursache der Krankheit und gleichzeitig auf der Flucht vor ihrer Verschlimmerung beziehungsweise einem neuen

Schub. Bis heute ist meine persönliche Ursachenforschung nicht abgeschlossen. Sicher werde ich irgendwann noch meine Schilddrüse untersuchen lassen, um mögliche hormonelle Ursachen ausschließen oder bestätigen zu können. Ob dabei etwas herauskommt oder nicht, ändert nichts an der Tatsache, dass ich – wie alle Patientinnen – für immer mit unberechenbaren Faktoren leben muss.

Online und offline kursieren viele Meinungen über die vermeintlich richtige Ernährung beim Lipödem, den vermeintlich passenden Sport, die effektivsten OP-Methoden und, und, und ... Es ist daher wichtig, dass wir Aussagen differenziert betrachten und stets hinterfragen. Auch meine Aussagen dürft und sollt ihr kritisch unter die Lupe nehmen. Denn ich spreche hier von meinem Weg, und mein Weg muss nicht zwangsläufig der richtige für euch sein. Jeder Organismus funktioniert anders. Ich beispielsweise nehme langsam, aber stetig ab. Ich bin kein Mensch, der intuitiv gesund isst. Mein Körper verlangt nicht nach Spinat, wenn er Eisen braucht, und, und, und. Ich brauche Richtlinien, an denen ich mich orientieren kann, und es gibt mir viel Ruhe, dass ich mit einem Programm wie Weight Watchers immer wieder erfolgreich sein kann, auch wenn ich zwischendurch mal eine Pause einlege. Ich mache das Programm mittlerweile nicht mehr durchgehend, sondern lebe ganz gut mit der On-off-Variante. Einige Ansätze habe ich ohnehin fest in mein Leben integriert, und wenn ich mir eine Zeit lang mal wieder mehr gönne – wie ich es beispielsweise während des letzten Lockdowns tat –, dann merke ich aber auch rechtzeitig selbst wieder: Okay, so langsam stehen zu häufig Nudeln mit Pesto auf der Speisekarte! Oder: Achtung, das tägliche Nutellabrot is back! Nach einigen Wochen fühle ich mich einfach unwohl mit dieser Ernährung, weil ich genau weiß, dass ich nichts Gesundes für mich tue. Und das sehe ich schließlich auch an meinem Körper. Allerdings macht es mich längst nicht mehr so verrückt wie früher, wenn ich merke, dass ich etwas zugenommen habe. Es ist letztendlich vor allem das Bedürfnis, mehr auf mich zu achten und mir etwas Gutes tun zu wollen, das mich dazu verleitet, wieder mehr auf meine Ernährung zu schauen. Denn: Ich fühle mich gut, wenn ich weiß, ich investiere in meinen Körper!

Silvi Carlsson (@silvicarlsson), 29 Jahre, Betroffene:
»Bereits vor meiner Diagnose war es mir gelungen, meine Figur so zu akzeptieren, wie sie war – immerhin hatte ich meine ›Büffelhüfte‹ zu meinem Markenzeichen auf Social Media gemacht.

Damals definierte ich mich darüber, dass ich meinen Körper liebte und ihn toll fand, und zwar so, wie er war. Das ist natürlich ein Weg, wie man zu Körperakzeptanz kommen kann, aber ich habe dadurch auch sehr an einem bestimmten Bild von mir festgehalten und mich schwer damit getan, ein anderes Bild von meinem Körper zu akzeptieren. Das wurde in dem Moment zum Problem, als meine erste OP bevorstand und ich Angst davor bekam, hinterher plötzlich komplett anders auszusehen.

Heute würde ich Köperakzeptanz eher so definieren, dass ich eine gewisse Neutralität meinem Aussehen gegenüber entwickelt habe. Diese Denkweise bleibt natürlich eine dauerhafte Herausforderung in einer Gesellschaft, in der wir permanent bewertet werden, sogar beim Arzt und beim Physiotherapeuten, aber man sollte sich trotzdem immer wieder ins Gedächtnis rufen, dass nicht relevant ist, wie man aussieht oder ob man gerade ab- oder zunimmt, solang der Körper gesund ist (und das ist er beim Lipödem nicht). Nachdem ich die Diagnose Lipödem bekommen habe, musste ich lernen, umzudenken, und bin noch mal auf eine ganz neue Reise gegangen.«

Heute, zwei Jahre nach meinen Operationen, beschäftigt mich die Frage nach der dritten Liposuktion immer noch, in letzter Zeit sogar etwas stärker. Ich bin gerade wieder sehr diszipliniert im WW-Game dabei und stelle fest, dass ich an meinen Lipödem-Zonen in Bezug auf das, was ich aus eigener Kraft erreichen kann, eben irgendwann an Grenzen stoße. Während ich im Gesicht leicht schmaler werde und BH-Röllchen am Oberkörper ohne große Probleme abspecke, wird mein Körper insgesamt nie so geformt sein, wie ich mir das wünsche. Gerade beim Tanzen habe ich immer viele Körper zum Vergleich um mich herum und sehe, wie sich deren »gesunde« Beine von meinen unterscheiden. Auf der anderen Seite hinterfrage ich diese Gedanken auch kritisch: *Mit wem vergleichst du dich hier?* Die Mädchen in meiner Tanzcrew sind teilweise erst 16 Jahre alt! *Du kannst deinen Körper nicht mit dem einer 16-Jährigen vergleichen, Kati!*, ermahne ich mich dann. *Oder mit dem von deinem 19-jährigen Ich aus Amerika!* Denn eigentlich will ich mich ja überhaupt nicht mehr vergleichen. Weder mit anderen noch mit einer vergangenen Version meiner selbst.

Trotz aller guten Vorsätze und der harten Arbeit, die ich schon in ein gesundes Mindset investiert habe, bin ich nicht jeden Tag gleich stark, und manchmal nervt es mich nach wie vor, dass ich an meinen Lipödem-Zonen irgendwann an mein Limit komme. Denn die Krankheit steckt nun mal in mir, mit allem, was dazugehört – auch wenn es mir aktuell viel besser geht als früher. Die Tendenz, Wasser in meinen Beinen einzulagern, ist da, beim Fernsehen abends ertaste ich immer noch Knötchen, und wenn ich dann mit dem Finger darauf herumdrücke, merke ich schon, dass es sich teilweise sehr schmerzhaft anfühlt. An meinen Armen ist es ähnlich. Meinen nächstälteren Bruder muss ich immer wieder daran erinnern, dass er mir nicht kumpelhaft auf den Oberarm hauen darf, weil es mir wehtut. Manchmal mache ich mir dann Sorgen, dass es jetzt vielleicht an den Armen losgeht. Zwar hat Frau Dr. Buxmeyer diesbezüglich bisher Entwarnung gegeben, aber die Angst ist eben nie ganz weg.

Also, wenn ihr wissen wollt, ob Motzi mittlerweile die Klappe hält, dann kann ich euch sagen: jein. Sie ist deutlich leiser geworden. Manchmal flüstert sie sogar nur noch, und dann wieder bekommt sie einen richtigen Anfall und denkt, sie müsste mich mit einer 16-Jährigen vergleichen. Ich denke, solche Schwankungen sind normal. Jeder hat stärkere und schwächere Tage. Doch überwiegend habe ich die alte Motzbacke gut im Griff, weil sich mein Fokus grundsätzlich von meinem Aussehen auf meine Gesundheit verschoben hat. Ich möchte so lang wie möglich gesund und beweglich bleiben. Dafür ernähre ich mich gern ausgewogen, dafür betrachte ich mich gnädig und wohlwollend im Spiegel. Dafür tanze ich – für einen gesunden Körper und für die Gesundheit meiner Seele.

Danksagung

Bei diesen letzten Zeilen angekommen, kann ich es kaum fassen, dass ihr gerade wirklich ein fertiges Buch in den Händen haltet. Mein Buch! Und somit auch meine Geschichte. Es bedeutet mir die Welt, dass ihr euch zusammen mit mir auf diese kleine Reise begeben habt, die sicherlich die ein oder andere Emotion und den ein oder anderen Gedanken in euch ausgelöst hat – positiv oder negativ. Eins steht jedoch fest: Dieses Buch hätte niemals ohne die vielen tollen Menschen entstehen können, denen ich hier von ganzem Herzen danken möchte. Ein paar Worte können dieser Aufgabe zwar kaum gerecht werden und meinen riesigen Dank komplett ausdrücken, aber es ist das Mindeste, was ich tun kann.

Zuerst einmal möchte ich mich bei dir bedanken. Richtig gehört! Bei dir, diesem wunderschönen Menschen, der gerade diese Zeilen liest. Danke für deine Aufmerksamkeit und dass du dir die Zeit genommen hast, meine ganz persönliche und intime Geschichte mit mir zu durchleben. Ich hoffe von ganzem Herzen, dass ich dich irgendwie dazu inspirieren konnte, dich mehr zu akzeptieren (Körperneutralität!) und dich wohler in deiner Haut zu fühlen. Sag deiner eigenen Motzi den Kampf an, und lass sie immer weiter verstummen, denn du bist genau richtig so, wie du bist.

Liebe Saskia, es war mir eine absolute Ehre, zusammen mit dir dieses Buch zu schreiben. Ich habe es schon unzähligen Menschen gesagt, aber hier auch noch mal direkt: Ich hätte mir wirklich keine bessere Co-Autorin für dieses unfassbar emotionale und einzigartige Projekt wünschen können. Fast sieben Monate lang waren wir nun quasi täglich – nicht selten für viele Stunden am Stück – über

FaceTime, WhatsApp oder per Telefon in Kontakt. Und dabei hast du, außerhalb der Telefonate, noch sehr viel mehr Zeit mit unserem Baby verbracht, sodass es für mich »perfekt« sein konnte. Ich danke dir wirklich von ganzem Herzen für deine Leidenschaft, dein Herz und dein Einfühlungsvermögen. Du hast so oft genau die richtigen Worte gefunden und zu Papier gebracht, die mir wild im Kopf herumschwirrten. Auch wenn das Universum uns beiden in dieser intensiven Zeit öfter mal Steine in den Weg gelegt hat, haben wir dieses Projekt gemeistert, und es tat immer gut, sich ehrlich mit dir auszutauschen. Ich hoffe, diese Verbindung bleibt noch ganz lange bestehen und wir trinken bald mal wieder einen Kaffee in Aschaffenburg. Ich bin sehr stolz auf uns.

Natürlich möchte ich mich auch bei allen Betroffenen, bei der Lipödem-Community, für das Vertrauen bedanken, das ihr mir entgegenbringt. Eine solche Diagnose ist nicht einfach, und die meisten von uns haben leider eine ähnliche Vorgeschichte wie ich. Ich hoffe so sehr, dass ich euch mit diesem Buch einen ersten Überblick über das Lipödem geben und euch an die Hand nehmen konnte. Ich wünsche euch auf diesem Weg die bestmögliche Gesundheit und drücke uns weiterhin die Daumen, dass immer mehr Betroffene optimal behandelt werden können.

Danke auch an die vielen Betroffenen, die mutig und offen ihre ganz eigene Lipödem-Geschichte mit uns in diesem Buch teilen. Ohne euch wäre es mir niemals möglich gewesen, die vielen Facetten dieser Krankheit zu beleuchten. Schließlich sind jeder Körper und jeder Leidensweg individuell. Ganz besonders danke ich dir, Stephie (Myra), dass du mir als eine Art »Lipödem-Mentorin« zur Seite standest und Hunderte meiner Fragen liebevoll und geduldig beantwortet hast. Du hast mir so viel Mut zugesprochen.

Des Weiteren geht ein großes Dankeschön an Iris, Gründerin der Lipödem-Facebook-Gruppe der Rosenpark Klinik, die uns dabei unterstützt hat, die O-Töne für dieses Projekt zu finden. Danke, dass du einige Lipödem-Betroffene für uns zusammengetrommelt und koordiniert hast. Euch allen wünsche ich ganz viel Gesundheit!

Ebenso bedanke ich mich ganz aufrichtig bei Frau Dr. Buxmeyer von der Rosenpark Klinik, die dieses Buch mit ihrer jahrelangen Expertise rund um das Lipödem unfassbar bereichert und uns wertvolle Einblicke gegeben hat. Ich weiß es sehr zu schätzen, dass Sie sich trotz des hektischen Berufsalltags die Zeit genommen haben, unsere Fragen zu der komplexen Thematik wunderbar anschaulich zu beantworten. Ich bin Ihnen außerdem sehr dankbar für Ihre wahnsinnig tolle Arbeit als meine behandelnde Ärztin – ich verdanke Ihnen mein neues Leben und bin froh über den ein oder anderen liebevollen »Schubs« in die richtige Richtung.

Ein riesiges Danke von Herzen geht auch an Frau Rosenschon, Head of Marketing/PR/Social Media aus der Rosenpark Klinik, die uns bei diesem Projekt tatkräftig unterstützt hat.

Ein ganz besonderer Dank gilt auch meiner Mama, die mich nicht nur schon mein ganzes Leben begleitet, sondern dies auch wie immer aufopfernd und selbstlos während meiner Lipödem-OPs getan hat. Sowohl davor als auch währenddessen und ganz besonders auch danach. Ich schätze mich sehr glücklich, mit dir die beste Krankenschwester (auch während der sehr gehassten Thrombosespritzen) an meiner Seite haben zu dürfen. Mein Leben lang durfte ich schon Zeugin davon werden, mit welcher Hingabe und Sorgfalt du jeden einzelnen Menschen um dich herum behandelst und dich um sein Wohl sorgst. Das ist etwas ganz Besonderes, und du bist mir ein großes Vorbild.

Ich danke außerdem meinem Management BWM, das mich bei diesem Projekt – wie auch bei allem anderen, was ich tue – unterstützt, wo es kann. Besonders dir, Debbie, möchte ich Danke dafür sagen, dass du ein Zuhause für mein Buchprojekt gefunden hast und meine Gedanken und Wünsche immer in die richtigen Worte fassen kannst. Gerade der Traum einer eigenen Stiftung würde ohne dein Zutun nur ein Traum bleiben, doch dank dir wird er vielleicht irgendwann einmal Realität!

Ein Buch über diese oftmals unerkannte Krankheit zu veröffentlichen, wäre ohne den geeigneten Verlag nicht möglich gewesen. Daher möchte ich mich bei Nina, Marion, Julia und allen fleißigen Bienchen von Eden Books von Herzen für euer Vertrauen in mich und die Möglichkeit, all das überhaupt auf die Beine zu stellen, bedanken. Ich wollte nie einfach nur ein Buch schreiben, wenn es am Ende keinen »Sinn« ergibt oder niemandem weiterhilft – ihr habt mir gezeigt, dass meine Geschichte wichtig ist. Danke, dass ihr mir dabei helft, mehr Awareness für das Lipödem zu schaffen.

In dem Zusammenhang möchte ich auch meiner wunderbaren Lektorin Tanja Danke sagen, die unsere Vision und Sprache auf Anhieb verstanden hat und dieses Buch nicht nur »echt«, sondern auch »perfekt« gemacht hat. Danke für die unkomplizierte Zusammenarbeit, liebe Tanja!

Des Weiteren gilt mein Dank Anja Koeseling von der Literaturagentur Scriptzz, die in Zusammenarbeit mit dem Verlag das ganze Projekt mit betreut hat.

Für das wunderschöne Coverbild bedanke ich mich bei meinem Fotografen des Vertrauens und Cousin Dan. Ich bin zwar nicht der entscheidungsfreudigste Mensch, doch bei diesem Coverbild war es vom ersten Moment an um mich geschehen. Danke, dass ich mich vor deiner Linse immer wohlfühlen kann.

Danke auch an dich, Desi, für das besondere Bild im Polaroid-Rahmen auf dem Cover. Dieses Foto hat einen hohen Stellenwert in meinem Leben – danke, dass du diesen Moment festgehalten hast.

Liebe Selli, ich weiß gar nicht, wofür ich mich bei dir als Erstes bedanken soll. Die beste Antwort wäre vermutlich: für alles. Als meine Assistentin nimmst du mir wortwörtlich alles ab und machst mein Leben und meinen beruflichen Alltag, der sehr fordernd ist, Tag für Tag ein bisschen leichter. Ich danke dir für deine unfassbare Kreativität und deine Ideen, deine Energie und dein offenes Ohr, egal worum es geht. Gerade in der Heilungsphase nach den OPs warst du mir eine besondere Hilfe, damit weiterhin alles smooth laufen konnte, während ich eingepackt durch die Gegend gehumpelt bin. Als meine Schwägerin hast du mir außerdem vier kleine tolle Freunde geschenkt und kennst und verstehst mich wie kaum ein anderer Mensch in meinem Leben.

Auch sonst möchte ich meiner ganzen Familie und meinen tollen Freunden für den riesigen Support danken. Ob groß oder klein, ihr alle helft mir regelmäßig bei meinen verrückten Projekten, schenkt mir ein offenes Ohr oder gebt mir eure ehrliche, ungefilterte Meinung. Ihr habt meine Geschichte, teilweise von Anfang an, miterlebt und kennt sie am besten – auch wenn ich meine Gedanken nicht immer mit euch geteilt habe. Ihr wart und seid immer für mich da. Danke an Marie und Saadet, dass ihr mich zu den OPs begleitet und anschließend durch den Klinikgarten gescheucht und dabei bespaßt habt. Danke an Jasmin und Claudia, dass ihr auf weiteren

Spaziergängen an meiner Seite wart. Danke an Manu, meine Brüder und meinen Papa (#DominoVati), dass ihr immer für mich da seid und helft, wo ihr nur könnt.

Es gibt noch so viele andere Menschen in meinem Umfeld, die mich tagtäglich unterstützen, aber alle aufzuzählen, würde vermutlich ein weiteres Buch füllen. Ich habe euch alle sehr lieb und kann mich glücklich schätzen, ein so unglaubliches Support-Team um mich herum zu haben.

Quellenangaben

Schlank im Schlaf, Deutsche Gesellschaft für Ernährung e. V., www.dge.de/ernaehrungspraxis/diaeten-fasten/schlank-im-schlaf/?L=0 und www.mylife.de/diaeten-abnehmen/schlank-im-schlaf/

Metabolic Balance; my life, www.mylife.de/diaeten-abnehmen/metabolic-balance/

Shape Babe, www.shapeworld.com/

Stemmersches Zeichen, ullsteinhausklinik.de/lexikon/stemmer-zeichen/

Lymphsystem, www.ndr.de/ratgeber/gesundheit/Lymphoedem-Abwasser-Kanal-im-Koerper-gestoert,lymphdrainage104.html

www.gesundheitsinformation.de/das-lymphsystem.html

Flachstrick Kompressionsstrümpfe, lymphnetz-reutlingen.de/flachstrick-rundstrick/

Flachstrick, marcosteffen.ch/concrete8/index.php/INFOS/lipoedem-rundstrick-oder-flachstrick

LIPLEG-Studie, www.lipoedem-hilfe-ev.de/index.php/infos-zur-lipleg-studie

www.klinikumevb.de/de/presse/pressemitteilungen/pressemitteilungen-detail/news//klinik-fuer-plastische-chirurgie-der-klinikgruppe-ernst-von-bergmann-wurde-fuer-die-teilnahme-an-der-bundesweiten-lipoedem-studie-ausgewaehlt.html#tab1

Eden Books
Ein Verlag der Edel Verlagsgruppe

www.edenbooks.de
1. Auflage 2022

Die Autorinnen haben dieses Buch nach bestem Wissen und Gewissen verfasst. Dennoch können inhaltliche Fehler nicht komplett ausgeschlossen werden. Der Verlag und die Autorinnen übernehmen hierfür keine Haftung. Dieses Buch ist keine Handlungsempfehlung für den Umgang mit einem Lipödem und ersetzt niemals einen Arztbesuch.

Lektorat: Tanja Bertele
Korrektorat: Rotkel. Die Textwerkstatt
Umschlaggestaltung: zero-media.net, München
Icons © Shutterstock: Google-Suche: Keep Calm and Vector; User-Kommentar: Modvector; Tafel-Hintergrund: Tonstock; Stethoskop: DISTROLOGO
Grafik S. 132: © DominoKati
Layout und Satz: Datagrafix GSP GmbH, Berlin | www.datagrafix.com
Druck und Bindung: GGP Media GmbH, Pößneck
ISBN 978-3-95910-366-4

Printed in Germany

Eden Books unterstützt bei der Produktion dieses Buches das Projekt »Junge Riesen für die nächsten 100 Jahre«. Damit wird ein Anteil der unvermeidbaren CO_2-Emissionen im direkten Umfeld des Produktionsstandortes kompensiert.

FSC
www.fsc.org
MIX
Papier aus verantwortungsvollen Quellen
FSC® C014496